U0225686

婴幼儿疾病

自然疗法

〔德〕医学博士 H.米歇尔·斯特尔曼　格尔奥格·索尔德纳

申洁　译

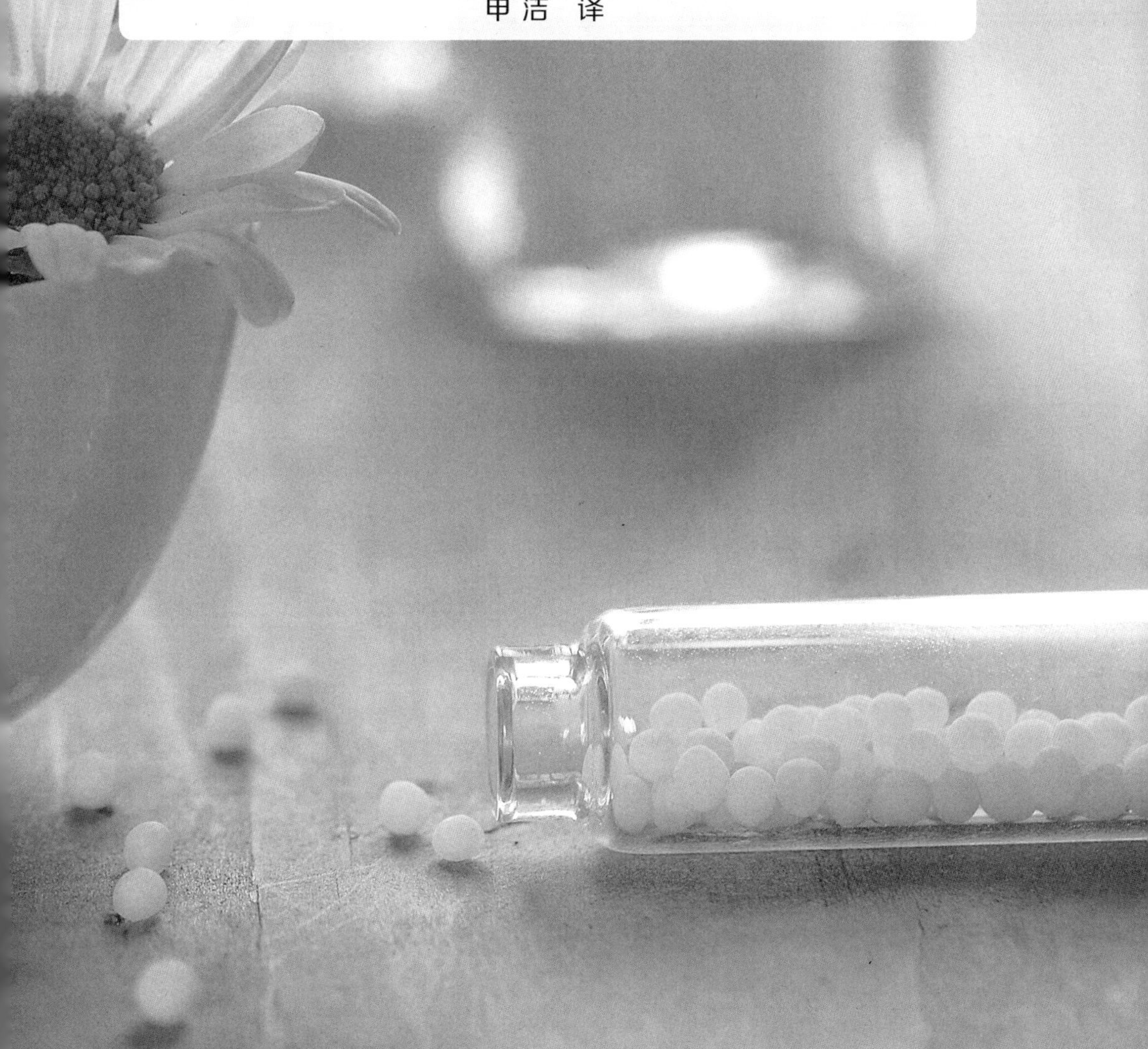

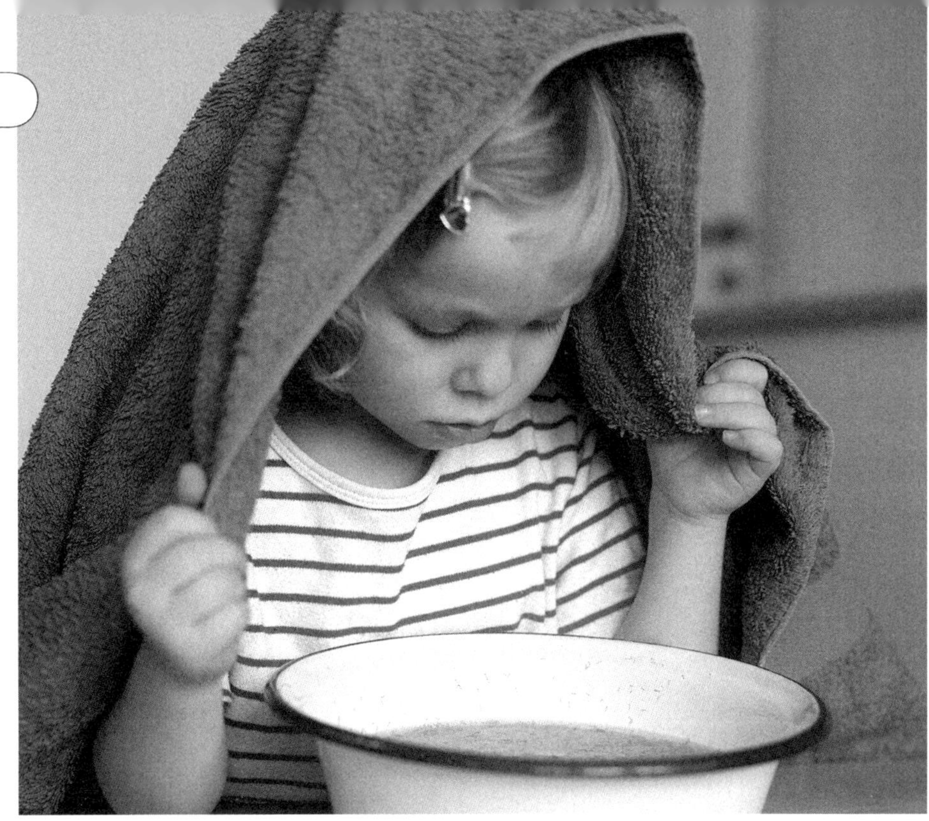

实践二：疾病自然疗法

写在前面的话

许多家长在孩子生病时都想使用天然药物进行治疗。研究和经验表明，只有当孩子的身体依靠自己的力量战胜一些较轻的疾病时，其抵抗力才能得到发展和巩固。抗生素和肾上腺皮质激素（可的松）这种副作用比较多的药物，只应该在孩子有特定应用指征的情况下使用。

遵循自然规律的治疗方法需要时间和耐心，还需要有承担责任的决心。这种治疗方法给孩子锻炼的机会，使他们自己维持自身的健康。这本育儿指南将向您介绍孩子从婴儿期到青春期的常见疾病，告诉您适合的治疗药物及其使用方法，同时也向您指明自我治疗的界限。

请您首先阅读《理论：总体观点》部分，它将告诉您遵循自然规律的治疗方法如何起作用，以及身体的自我治疗能力和天然药物治疗如何共同发挥作用。

《婴幼儿疾病自然疗法》一书首版于1983年，是该领域育儿指南中的首创，在德国乃至德国之外的地区都享有盛誉。斯特尔曼关注根本，根据几十年的从医经验才写成这本书，他在书中倾注了无限爱心，关注到了儿童生长发育的各个阶段和方面。数以百万的读者，其中包括我本人，都通过这本书开始相信可以使用天然药物使孩子恢复健康。作为米歇尔·斯特尔曼博士（1925～2010）的学生和朋友，我非常愿意担负起这个重任，对这本经久不衰、值得信赖的育儿宝典作内容上的更新，推出新版本。

格尔奥格·索尔德纳　儿科医生

重要提示

本书中提到的有关婴幼儿疾病及其治疗方法部分与公认的医学不同。任何一位读者都要自己决定是否使用和如何使用本书中列出的顺势疗法和顺势疗法药物替代“现代医学”，并对自己的决定负责。在《什么时候可以进行自主治疗》中介绍了，什么时候家长可以自主治疗，什么时候必须要求助医生（见本书第77页起的内容），请您遵照执行。无论是本书作者还是出版社，都不能为因为书中给出的实用的建议而引起的损失和损害承担责任。

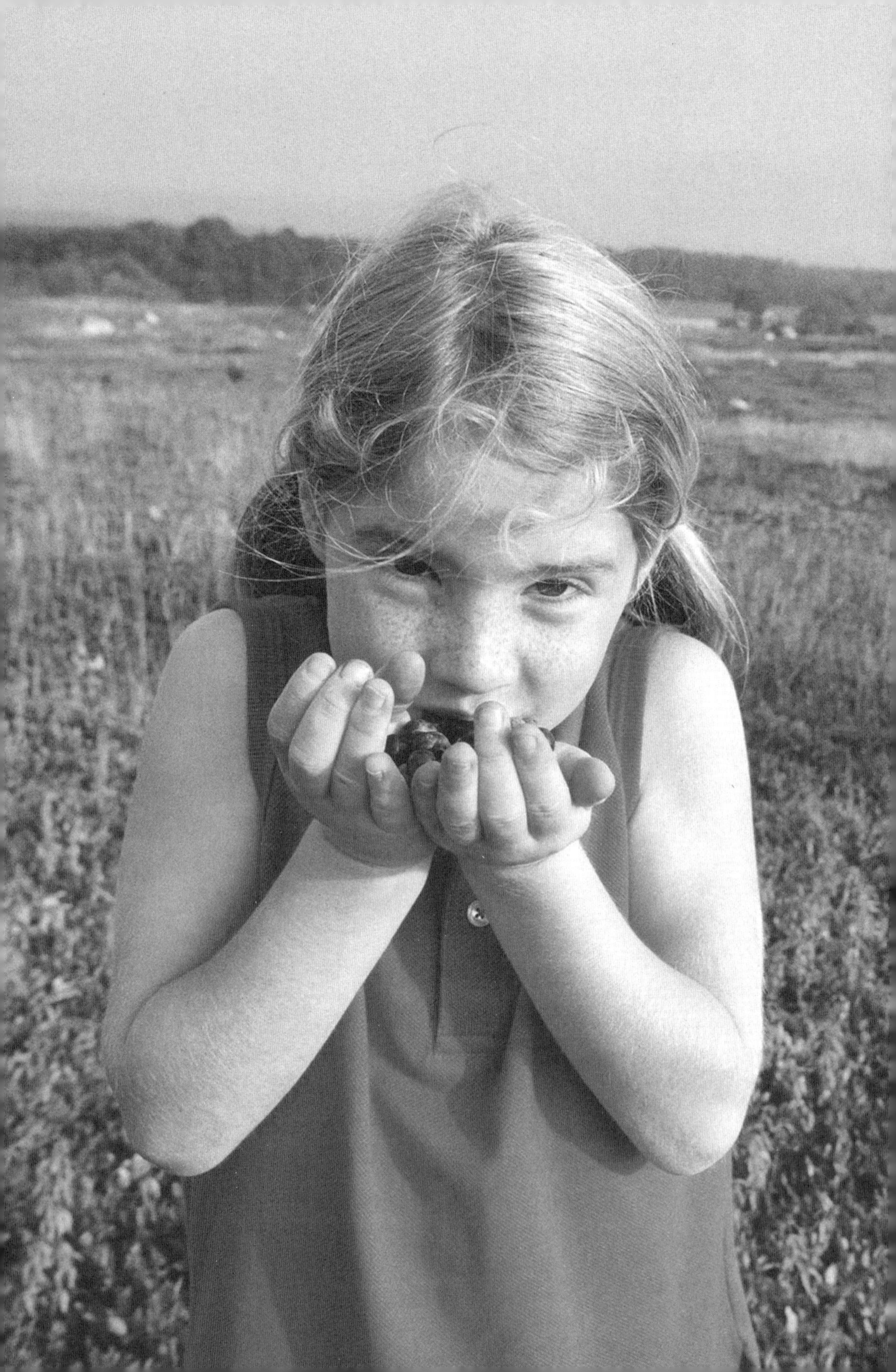

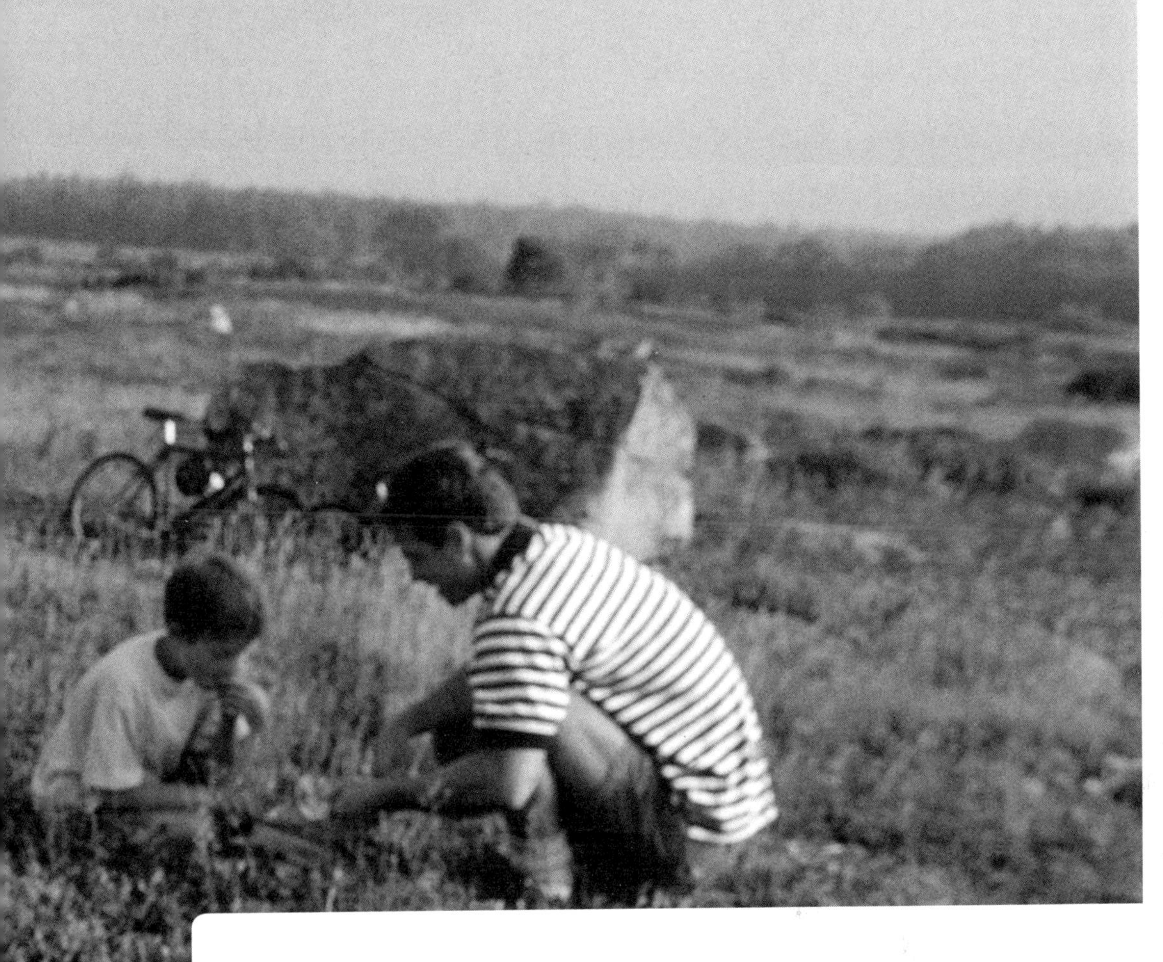

理论：总体观点

遵循自然规律的治疗方法不仅针对疾病症状，还针对整个人，即人的身体、精神和心理的平衡。

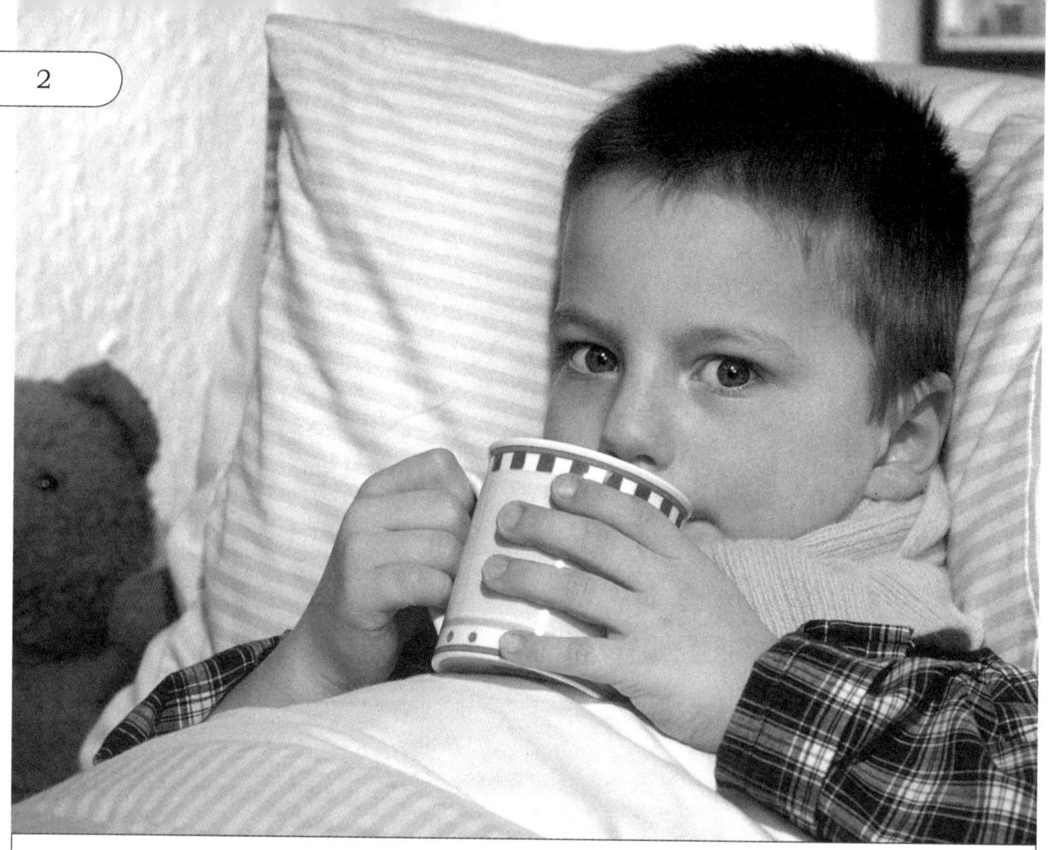

遵循自然规律进行治疗

古希腊著名医师希波克拉底（Hippokrates，现代医学之父。——译者注）认为，健康是作用在人身体中所有力量之间的平衡。如果这种平衡受到某方面的干扰，就会出现疾病。我们的身体是大自然的一部分，而在我们的生命旅程中，在我们的心理上、精神上起作用的东西又使我们与自然界相区别。有生命的躯体和有灵气的头脑之间的这种对立关系使人类发展出了独有的特性：直立行走、语言和思维。这种特性会引起我们身体的各种疾病，而疾病加强了机体重建平衡的能力。这样看来，疾病是对我们生命健康的最大锻炼。

请给您的孩子足够的时间去成长和战胜疾病，请帮助他借助疾病重拾健康。

疾病是困境中的应变

我们应当把疾病理解为一种信号，它表示我们身体中某些东西失去了平衡。所以疾病的各个发展过程不应该被抑制下去：发热、疲劳、没有食欲这些典型的症状，它们的作用在于使机体恢复过来，重新建立平衡。通过自然疗法可以温和地缓解病痛，尤其能推动自我治疗的过程。

自然疗法的整体观

遵循自然规律的治疗方法的出发点是人的身体、心理和精神的统一。鲁道夫•施泰纳（Rudolf Steiner, 1861～1925）创立的人智学（人智学是一门精神科学，是用科学的方法来研究人的智慧、人类以及宇宙万物之间的关系。——译者注）中也有这种整体观。它对我的儿科医生工作有重要影响。使用天然药物的医生尝试把人身体上和心理上各种彼此交织关联的症状放在一个整体中进行考量，他不仅是治疗一种疾病，也是在治疗整个人。

自然疗法是经验医学，也是知识医学。它使用的治疗方法和药物是历经几个世纪的考验而传承下来的。它的源头可以追溯到古希腊和古罗马时期。自然疗法只使用源于自然界的药物——植物药物、从天然物质中获取的顺势疗法药物、全营养饮食，还会使用水、沼泽泥和药泥，以及气候疗法等方法。除此之外，对孩子来说，安静和温暖也是很重要的治疗要素。

遵循自然规律的治疗方法的目的在于，在避免对身体产生任何损害的同时，增强人体自我治疗的能力。这也意味着在必要的情况下病人要调整生活方式。作为治疗手段之一，我常常推荐全营养饮食，因为错误的饮食会长期损害人体健康。

自然疗法治愈疾病的一个根本前提是病人的积极配合，在本书中主要指父母们的配合。

很明显，按照指导，对儿童疾病进行自主治疗只能限于比较轻的疾病。自主治疗的界限我在书中会分别说明。必要情况下一定要找医生咨询，绝不能疏忽大意。

三个概念，三种治疗方式

对抗疗法是现代医学中的一种治疗方法，它使用的药品的主要成分为化学物质。植物疗法是使用植物成分（花朵、叶子、果实、外皮、根）的治疗方法。新鲜的或干的植物会被加工成茶、汁、精华液、酊剂、萃取液、油、粉末或者软膏。顺势疗法用专门的天然药物进行治疗，其制作方法在本书第59页有详细介绍。

使用遵循自然规律的治疗方法进行调整

遵循自然规律的治疗方法能增强身体的自我治疗能力，也很适合在孩子身体健康时用来帮助他调节身体机能，如通过健康饮食（见本书第25页起的内容）和共生控制疗法（见本书第33页起的内容）进行调整。如果是在孩子生病的状态下进行调整，那么必须在有经验的医生指导下一步步、循序渐进地进行。

如果此前您的孩子所患的疾病多是用抗生素或者退烧药抑制下去的，那么通过调整后，孩子一开始可能会出现发热、头痛或者消化不良等表现。这种反应其实是很好的，它表明孩子的身体正在调动自己的抵抗力。

请相信自然疗法的能力

在着手对孩子进行自然治疗之前，您一定要熟悉各种药物和治疗方法的作用原理和使用方法（见本书第42页起的内容）。也许刚开始您还不是很自信，但经过一次次的尝试，您一定会越来越有把握。您会逐渐对孩子的身体反应和心理表现形成一种感觉。您会慢慢学会相信孩子的自我治愈能力，相信使用自然疗法可以使这种能力重新充分发挥出来。慢慢的，给孩子提供健康和幸福的生活环境对您来说就更容易了。请您相信：畏惧和懒惰绝不是什么好向导，它们只会成为我们和孩子之间紧密联系的障碍。

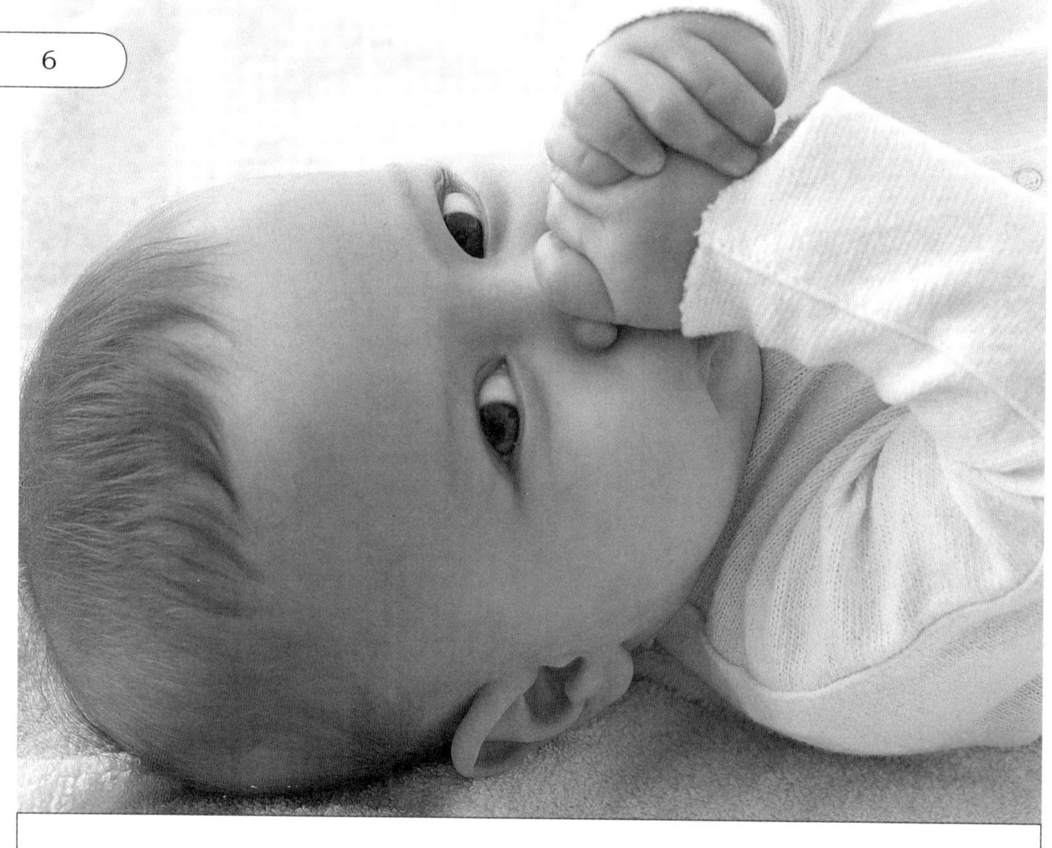

促进孩子的自然成长

孕期

作为准妈妈，您一定要努力给孩子创造最好的先天条件，即您生活得越健康、越放松越好。为此您并不需要彻底改变自己的生活习惯。如果您十分热爱运动，那么您此时仍然可以多做运动；如果您不爱运动，那就不要在孕期开始时锻炼身体，而要做让您感觉舒服惬意的事。

放弃酒精和尼古丁

酒精和尼古丁是毒药，它们能够越过母体的天然屏障而传递给胎儿。孕期饮酒会造成胎儿器官发育不良，尤其是大脑和肝脏。经常饮酒的孕妇生下的孩子大多智力低下、发育迟缓，所以您在孕期一定要尽量避免饮酒。

孕期吸烟会干扰胎儿的生长发育，可能会引起早产或出生缺陷，而且会导致支气管炎、哮喘、中耳炎的出现。婴儿猝死的风险也会增加。

正确的饮食

胎儿在母体中的发育，会极大地受到食物质量的影响。所以您在孕期一定要努力保证所摄取的食物中没有化学添加剂，并且避免吃那些变质的、人造的制成品。

不要吃太多的动物蛋白——您并不需要每天吃肉或鱼。要优先选择吃水果、蔬菜、豆类、谷物产品和奶制品，它们中含有足够的您所需要的蛋白质。

吃肉最好选牛肉、羊肉或者其他动物的肉。尽量不要吃猪肉和小牛肉，因为这些动物在养殖期间，饲料中会被掺入促生长添加剂（抗生素或者激素）。鸡蛋、鱼和肉中含有维生素B_{12}，它是造血系统和神经系统发育不可缺少的物质。不吃这些食物的人应该请医生确认一下自己是否缺少维生素B_{12}。

对孕妇来说，酸奶制品非常容易消化，比如凝

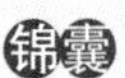

合理补充营养

一般来说，如果您坚持全营养饮食，就不需要补充矿物质、维生素或者铁剂。但是如果您感觉越来越容易疲惫，我推荐您服用黑刺李糖浆（Schlehenelixier），每日3次，每次1满汤匙，餐前服用。3个月以上的胎儿需要大量的钙，为了让母亲的牙齿和骨骼不会因此受损，还为了促进胎儿的牙齿形成，建议您从怀孕第四个月起服用有机钙粉。

乳、酸奶和优酪乳。精面粉制作的新鲜白面包与时间长一点儿的全麦黑面包相比，您要优先选择后者。您还要多吃新鲜蔬菜制成的沙拉，而盐分则要摄入适量。

要约束自己不要吃太多甜食，适量饮用红茶和咖啡，但不要太浓。

如果您体重增长很快，或者腿、面部出现肿胀，那您就必须去看医生。

小贴士 排便规律

请注意保持规律的排便习惯。全麦面包、麸皮等能促进胃肠蠕动的食物对此很有帮助。早饭时，您可以吃4～5个前一天晚上泡软的无花果或李子，切记要慢慢咀嚼。

和谐和安宁

您要享受怀孕的时光，让生活保持和谐。为了让胎儿汲取营养，您一定要使自己安静平和，远离喧闹的地方，要知道，长时间听广播或看电视肯定会打扰到胎儿。您要尝试不使精力过于分散，要集中精力。

您可以上一个产前培训班，那里有助产士或者专门为病人做医疗体操的护理员，他们会指导您学习做放松练习以及分娩过程中正确的呼吸方法。

至于是在家里分娩好，还是在医院好，您的妇产科医生会向您说明。家庭分娩的前提是家里很安静，可以给产妇和新生儿提供很好的医疗保障与看护，并可以免除产妇的家务负担。如果不具备这些条件，我建议您到医院分娩。

婴儿

孩子的出生结束了您怀孕这一重大任务。随着孩子的第一声啼哭，他的肺张开了，而您对这个新生命的照料也开始了。

分娩之后，您要给自己和孩子创造必要的安静氛围。在这个神奇的时刻，您的直觉会帮助您。另外，不要让人给孩子拍照，因为已经有一些新生儿由于受到闪光灯的强烈刺激而惊吓过度，以至于出现长期夜啼的情况。您要请求医护人员在孩子出生之后稍微用水冲洗一下即可，不要用肥皂擦洗，这样就可以保留孩子出生时身上包裹的油脂层（胎脂）。这个油脂层被非常恰当地起了一个很好听的名字“奶酪油”（Käseschmiere)。它在孩子生命的最初时刻给孩子提供营养、保暖，并且滋润他的皮肤。

温暖和安全

为了保护孩子，从一开始您就要注意居室的温度。您必须试着给孩子营造如同在母体中的温度环境，也就是说您要尽量使室温与孩子在母体内感受到的恒定37℃的环境温度的差异不要太大（正常新生儿出生第一天，室温应在33℃～35℃；从第二天起可逐渐降至20℃～22℃。——译者注）。

◆您可以给孩子穿上羊毛衫，戴上纯棉的或者是麻的帽子（穿多少、多厚，是否戴帽子要根据环境温度而定。——译者注），否则头皮会散发过多的热量。您要时不时摸摸孩子的手和脚，检查它们是不是有点儿凉。有时您还得在摇篮里放一个用毛巾包好的热水袋（使用热水袋要注意安全，最好不用。——译者注）。

◆如果您刚出生的孩子黄疸比较严重，或者持续时间比较长的话，那么您应该带孩子及时就诊。

◆有软垫的摇篮肯定比筐或小床好得多。最好把它放在您的床边，这样当孩子有什么动静的时候，您就不需要每次都起床查看，在床上就可以轻轻摇动摇篮。摇篮是让孩子安静下来的最好帮手。

◆如果您能给孩子盖得很严实，那就可以让房间保持正常室温，并且经常通风。开始的时候，必须要为婴儿遮挡直射的光源，比如您可以用一个薄薄的浅色的帐幕把摇篮罩起来。

背带还是童车

您在抱孩子的时候，一定要保持后背和肩膀区域放松。如果这些区域在哺乳期出现肌肉痉挛，则可能导致乳腺炎。您可以跪着抱孩子，拉紧腰部的肌肉。如果您喜欢让孩子坐在您的髋骨上，那一定要勤换体侧。背带如果能正确捆扎的话还是很有用的（捆扎时应向专业人士或有经验者学习。——译者注）。从第四个月起，为了让孩子多运动（转身、匍匐前进、爬行），您就要不断地减少抱他的时间。您捆扎时也不要给孩子的后背过多的压力，因为他的肌肉还很细嫩，无法保持在背袋里的那种直立姿势。他柔软的脊椎骨可能会在一些错误的姿势下被挤压在一起。而像在婴儿车里这种水平姿势下，他便可以更放松地躺着和睡觉。

原始需求：食物

孩子出生之后，您要立即把孩子放到胸前试着喂奶。这种方式不仅可以刺激乳汁分泌，还能使孩子吃到宝贵的初乳。

母乳喂养儿的生长发育一般不会有什么问题，他们比牛奶喂养儿更有抵抗力，而且很少出现消化功能障碍。另外，乳房分泌乳汁还能促进母亲子宫收缩，而且分泌过乳汁的乳房感染恶性疾病的概率比较低。许多女性担心母乳喂养会使乳房变形，其实并不会这样。

喂奶的节奏

我们的整个生命历程都充满了节奏，例如我们的脉搏、呼吸、日夜的交替和季节的更迭。其实，任何精神联系，还有喂奶，本质上都是存在着一定的节奏的。此外，静止和运动的节奏本身就会释放出力量。关于喂奶的间隔有很多不同的观点。但有一点大家达成了共识：在新生儿阶段，母亲可以自由地给孩子喂奶。

◆起初，您可以根据需求每天给孩子喂奶6～12次。开始的时候，喂奶频繁一点儿可以促进乳汁分泌。最初的几周，新生儿吃奶时可以想吃多久就吃多久；一开始可能只有几分钟，不久之后就变成15～30分钟。

◆但是6～8周之后，您就应该引导孩子慢慢适应3.5～4小时的时间间隔。每次喂奶的时间也要逐渐减少到15分钟。这不仅是为了节省时间，也是为了阻止孩子玩弄敏感的乳头，因为这有可能会引起乳腺炎。

那么，出现奶水不够等问题时该怎么办？为此您可以查阅本书从第25页起的内容。

小贴士 乳头护理

如果在孕期最后几个月您能每天用少许柠檬汁润湿乳头的话，它们就会变坚实，孩子就能比较快地学会吃奶。

开始哺乳之后，您可以用软膏或者精油护理乳头。如果您的皮肤接受不了油脂，就可以用烧烫伤软膏。

关于护理的重要提示

◆洗澡：现在大家普遍认为，婴儿必须每天洗澡，但我却认为婴儿一周洗澡一至两次就够了。每天洗澡的话，会洗掉孩子身体本身的油脂，造成皮肤干燥，反而需要抹上人工合成的婴儿润肤油来润肤。请您只在孩子皮肤比较干燥的时候给孩子抹润肤油，并且最好用金盏花油（Calendula–Öl）。

◆尿布：为了防止孩子生尿布疹，白天睡觉时要

小贴士 满足孩子的基本需求

您要小心谨慎、从容不迫地引导孩子适应“地球节奏”。要注意保证孩子的基本需求——食物、安静和温暖。最重要的是，在这个阶段您要给予孩子成长所需的体贴和照顾，而这个阶段的孩子需要的体贴和照顾是很多的。

用纯棉尿布代替那些好用的纸尿裤。如果孩子皮肤比较敏感，那我建议您绝对不要用纸尿裤。

◆如果您要清洁孩子的耳朵，那么只能清洁耳朵外部。可以用棉球蘸金盏花油（Calendula-Öl）擦拭，但绝不能用棉签。

新生儿出生后几周之内可能出现的问题

◆肚脐出血：新生儿出生后几周之内肚脐处往往会反复轻微出血。这种情形常常会引起大家的担忧，但其实一般并不危险。在肚脐上滴上山金车精油（Arnika-Essenz），然后撒上维瑟辛消炎粉（Wecesin-Pulver）即可（此种方法要在医生认可后方可使用。——译者注）。但如果出现分泌物或者开始发炎，就必须要看医生。还有出现脐疝时是否应该进行治疗，也只能咨询医生。

◆血管瘤（除了脸上的以外）：在出生后半年内有可能变粗变大。之后它们就会逐渐褪色、变小，3年之后会完全消失，不留疤痕。

但是目前无法解释的是，脸上的血管瘤却不会这样，有时甚至需要考虑通过手术来去除它们。用干冰冷冻去除法会留下疤痕，并且疤痕会随着身体长大而变大，而用激光治疗法往往不会留疤痕。

◆由母乳中的激素引起的婴儿乳房肿大没有什么危害，几天之后肿胀就会自然消失。

◆产瘤是孩子出生时在头皮下面形成的水肿，最好用山金车精油（Arnika-Essenz，见本书第54页的内容）敷一下，并且每次吃奶时都给孩子服用5滴山金车Rh D6（Arnica Rh D6）。如果14天后水肿还是没有消失（这种情况很少发生），建议您带孩子去看医生。

锦囊

正确使用药丸等类型的药物

顺势疗法的药物类型多为药丸、酊剂或药片。药丸的基础是糖，药片的基础是乳糖。酊剂可能含有酒精（完全不含酒精的是“Rh”药剂），所以要优先选用不含酒精的药物。但是即使是小婴儿，承受3～5滴酊剂中所含有的酒精是不成问题的（仅仅50毫升的苹果汁中所含有的酒精比这要多）。

※要坚持在吃饭、喂奶或喂饭之前给孩子吃药。

※将药丸或者压碎的药片放到孩子的舌头下面，在那儿药可以慢慢融化。或者您将它们像酊剂一样溶解在一点儿水中，用勺子给孩子服用。

※对于尚未使用勺子吃饭的母乳喂养儿，可以将溶解后的药物吸入去掉针头的一次性针管里，从一侧滴入孩子口中。

※对于大一点儿的孩子，您可以将药丸或药片放到他的手中，让他将药在嘴里含一会儿，因为顺势疗法药物是通过黏膜起作用的。

※如果除了上述方式，您还有其他的喂药方式，那么请您注意：5粒药丸的药量大约相当于5滴酊剂或者1片药片的药量。

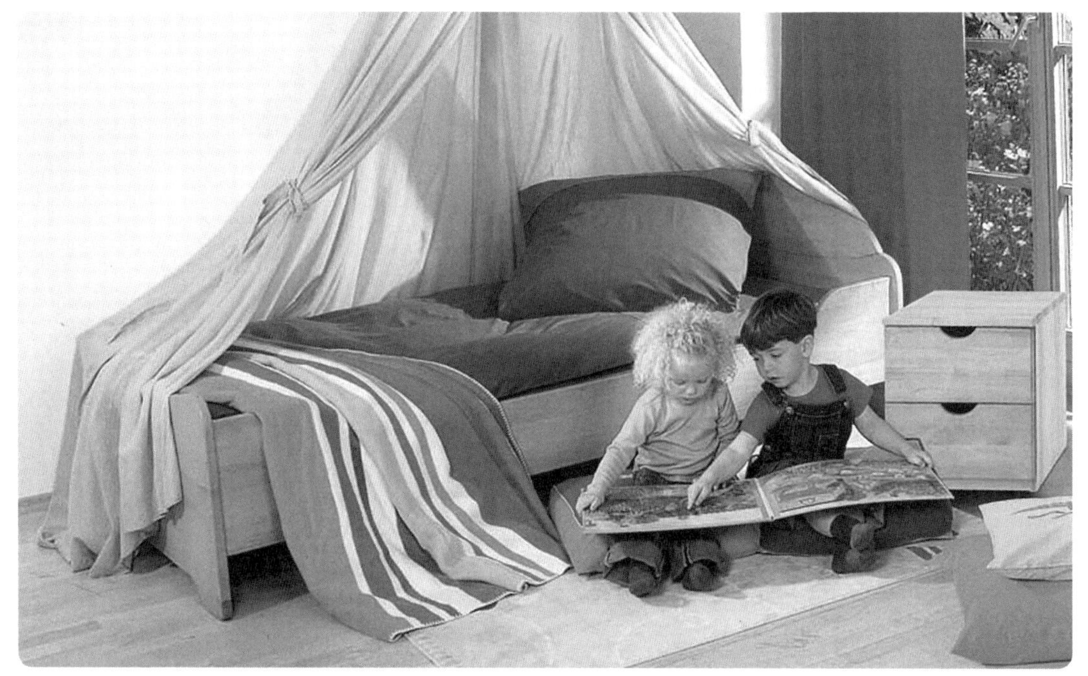

儿童房的物品要尽量选择天然材质的，颜色要新鲜亮丽。黄色的墙比白色的显得更加阳光明媚。用浅蓝色或者粉红色的雪纺布罩住摇篮或者床，可以减弱灯光，制造安全感。

孩子的心灵苏醒了

孩子几周大的时候，您就可以观察到他最初的情感波动了。他的微笑告诉您他认出您了。您从他的哭声中就可以听出他是饿了，还是尿布湿了。您感觉到了您孩子的独一无二：只有他——您的孩子才会这样叫喊、这样哭、这样笑、这样“说”，这个小人儿自己特有的独立人格开始成长了。在接下来的时间里，孩子心理和精神的发展与其身体的成长是同样重要的。为了让孩子心理、精神和身体的成长达到和谐统一，我们必须沉着冷静、坚持不懈地关注他和培养他。

我们的目标应该是让孩子所有的潜质和能力都安安静静地成长。这时，相信我们自己的内心和直觉，比听从那些善意的建议，甚至统计数据往往要好得多。每一个成长中的孩子都有自己的人格、自己的发展规律，它们很少会与那些统计得出的标准相符。

重要提示 不要一直抱着孩子

不知道为什么，孩子总是在晚上不停地哭闹，睡得很不安稳。家长因此疲惫不堪、非常烦躁。这时千万不要一直抱着孩子，要逐渐减少去看他的次数，让孩子自己慢慢睡着；白天要尽量保持安静，保持作息规律，这些都很必要。

第一颗牙齿

由于出牙，孩子可能会有一个阶段出现晚上睡不安宁、半夜突然啼哭、抵抗力低、发热、大便次数增多等表现。长出第一颗牙齿的时间是因人而异的，有的孩子还没满月就长了，有的第14个月的时候才长出来（我国婴儿出第一颗牙的时间普遍在出生后4～10个月。——译者注）。像出牙时间一样，出牙顺序也没有规律。

◆您可以去药店配制下面这种混合药，它可以缓解孩子这个阶段的痛苦。

洋甘菊欧拉迪斯 D20（Chamomilla e rad. D20）和乌头 D10（Aconitume e tub. D10），并用磷酸镁 D6（Magnesium phosphoricum D6）进行补充；每天早晚将这些药物各服用2粒，1岁以上的各服用3粒。如果夜间疼痛加重，可以再服一次药。还可以补充使用另一种药，也很有效：维布尔科栓（Viburcol），这种药在夜间疼痛时尤其适用。如果出牙痛同时还伴有感冒或发热，那就使用退热和出牙镇静栓（如果情况并不严重，多给婴儿喝水，并增加爱抚即可。——译者注）。

吸吮拇指和橡胶奶嘴

孩子常常从婴儿期开始就有很强的吸吮欲，所以橡胶奶嘴就变成了一个很重要的镇静道具。但是其实手指要更好些，这不仅是从外观和卫生角度考虑，还因为孩子吸吮起来很方便。我认为，不断吸吮是一种原始需求，哪怕几年以后也仍然可以作为最佳的、随时可用的镇静方法。根据我的经验，尤其在出生后的几年，吸吮作为精神安慰的积极作用，要远远大于其有可能导致的上颚骨前突的消极作用。如果出现上颚骨前突的情况，从孩子刚入学开始，您就应该去咨询颚骨整形医生。

幼儿

我们跳跃到幼儿期。现在您的孩子吃饭时已经能坐到桌边，并且多少能自己吃了。最晚到这个时候我们就应该意识到，我们对孩子的教育最重要的其实是身教。我们在孩子面前的行为和说话方式，孩子都会模仿。

榜样

“榜样”是一个神奇的词。我们所表达出的喜悦、悲伤、渴望和疼痛有多强烈，孩子就会感受到多强烈。如果我们能很自然地表达我们的感情，那么孩子就会成长为感情移入能力很强的人。不仅父母彼此间的相处方式，包括父母与别人的相处方式，甚至就连父母在孩子面前谈论的东西都会深深地影响孩子。如果父母很轻率地评价别人，那么孩子不久之后也出现类似的行为模式，是一点儿都不奇怪的。

关于游戏

您并不需要时时陪着孩子，他其实更需要自由地发展自己内在的各种能力的空间，这是他们的原始需求。作为小婴儿，他可以通过木头圈或者软软的布娃娃来体验触摸和物体的形状。当然，布娃娃也可能并且可以被孩子拿来闻。通过儿歌和童谣，孩子们可以感受到节奏和音乐带来的喜悦。之后就是各种不同大小和形状的积木，孩子可以用它们尝试无数种玩法，盖各种各样的房子。

所有预先做好的、非常完美的东西都会扼杀孩子的想象力。一个健康的孩子肯定一会儿就会把它们扔到角落里，不理不睬了。

小贴士 积木

彩色积木可以给孩子带来无穷无尽的充满创造性的游戏。比如“积木游戏”（Bauspiel）系列的积木。

传染期

婴儿期到换牙期这段时间是幼儿经常感冒和被传染其他疾病的时期。孩子抵抗力这么低其实没有什么可奇怪的，因为他在这段时间有很重要的任务要完成：在身体发育方面往前迈一大步的同时，孩子还要学会直立行走，并开始形成语言、开始进行思考、开始进行感受和产生意愿。所以，导致感冒的并不一定是身体上的原因。身体常常只是一个“地点”，在那里出现了精神或者心理方面的干扰，才导致了各种疾病的产生。

小贴士 睡前谈心

为了帮助孩子入睡，您应该专门去陪他，读一个故事，唱一首歌，尤其是谈一谈孩子白天经历的最重要的事，这样可以帮助孩子赶走对黑暗和孤独的恐惧。您还要消除一切意见分歧，主动原谅孩子，只有这样孩子才会没有负担，轻松入睡。

学龄儿童

换牙时期，也就是从入学到青春期开始这段时间，孩子的特点是身体状况非常稳定，感冒和感染疾病的次数越来越少。但是在这个新的人生阶段中，孩子却往往表现出心理上的不稳定。

刚入学时，孩子的感情世界还是以想象为主，抽象思维对他来说还非常陌生。如果有人很早就教过他数字和整体阅读（不拼字母，而直接学习整个词语或句子），或者他接受过学前教育，那么他就会很容易达到心理上的平衡，因为他的内心一直在努力寻找平衡。困难会出现在孩子与老师或同学相处的过程中，有时他会觉得自己的意思没有被理解。外界的东西大量涌向孩子，要求他理解消化，这也会带来新的问题。

心理困境

为了了解自己的能力和极限，孩子会很愿意学会理解别人的思想和行为。他在与周围人的相处中变得越来越自信。他可能第一次知道，这个世界上还有孤独、冷落和不被理解这回事。如果这时再加上父母的不理解，孩子在心理上就会陷入极大的困境。孩子的表现一开始可能是变得更安静：哭的次数多了，动得少了，胃口也不好了。接着孩子会在这种心理困境中越陷越深，对其他人或者自己产生攻击性。这种心理上的疾病可能以身体上的疾病的形式表现出来，比如头痛、胃痛、腹泻或者呕吐。

过度刺激

长时间接受电视、电脑和广播等的听觉和视觉刺激对孩子非常不好。它们会干扰、阻碍和掩埋孩子的创造性。这种过度刺激可能影响孩子的记忆力，使他注意力不集中，从而导致入学以后学习困难。

如何帮助孩子

最晚到这个时候，您就必须要查清楚原因了。您要拿出时间来陪孩子，小心地接近他，试着跟他谈话；也要跟孩子的老师和他朋友的父母谈谈。您要思考如何才能唤醒孩子身体中对抗疾病的力量，如何培养它、加强它。您要让孩子能发挥自己的创造力和想象力：演奏音乐、唱歌、画画、舞蹈、体操，所有这些都可以通过作用于身体而治疗心理。

重视自我批评

我们都很清楚，孩子的有些苦恼其实是由家长的错误行为引起的。如果有朋友或者医生已经给您指出来了，或者您自己已经发觉了，那您几乎就胜券在握了。您要设身处地想想自己的敏感和容易受的委屈，从而发现孩子的委屈。如果您的孩子发觉，您真的在努力与他建立平等友好的朋友关系，那么您就会得到他的宽容和谅解。如果情况还是没有改观，那么您就得求助教育顾问、心理教育专家或者心理医生。

锦囊

给重压之下的父母们

如果您感觉压力非常大、筋疲力尽、没有了乐趣、无法冷静下来，那么下面这些药物可以帮助您：

复方金／蜂王（Aurum/Apis regina comp.）——当您心理压力特别大时服用；

复方羊角拗（Strophantus comp.）——当您内心尚且能保持镇静时服用；

复方臭葱石（Skorodit comp.）——当血液循环不畅时服用；

神经都隆（Neurodoron）——当您身心都很疲惫时服用。

通常服用2～3种药就够了。

※服药剂量：每日3次，每次10粒或1片；如果特别疲惫，则每日3次，每次2片。

青春期之前

在孩子青春期之前（也可能在青春期期间和之后），父母常常由于对孩子缺乏理解，而与他产生争执，犯下教育上的错误。比如您会希望孩子按照您的期望成长，这样您就有可能过于频繁、过于强烈地把您的意愿强加给孩子，而不顾及他的需求。这可能会导致孩子在成长方面的退步，出现行为障碍，从而成为整个家庭的大难题。这些行为障碍包括容易激动、攻击性、厌学、逃学、失语，还有不自信、害羞和胆小。如果您发现了这些问题，并且有勇气纠正自己的行为，那么您可以根据孩子改变自己的能力和意愿来行事。

在日常生活小事上，比如孩子穿什么衣服、读什么书、听什么音乐，您必须要认识到，对于孩子来说，同龄人的评价同样重要，并且有时甚至比您的评价还要重要。

宽容是个神奇的词，它的意思是要欣赏孩子的与众不同，要与孩子像朋友一样对话。

小贴士　增强自我价值感

您不要拿自己的孩子跟其他的孩子做比较，也不要与您自己的童年做比较。因为时代在变，每个时代中人们崇尚的经典形象也在不断变化。您要相信自己的孩子，要让孩子感觉到您的信任。这样孩子就会信任您，并且相信自己，那种“自己是有价值的”感觉就会不断加强。这种通过经验慢慢建立起来的自我价值感，是孩子与自己内心之间最紧密的联系。它帮助孩子越来越不依赖于别人的评价，这与那种狭隘的、需要不断被别人认可的自尊心是完全相反的。这也属于遵循自然规律的治疗方法，因为它是通过家长面对孩子时的正确行为，来使孩子摆脱要用药物来治疗的神经质、睡眠障碍、恐惧不安等症状。

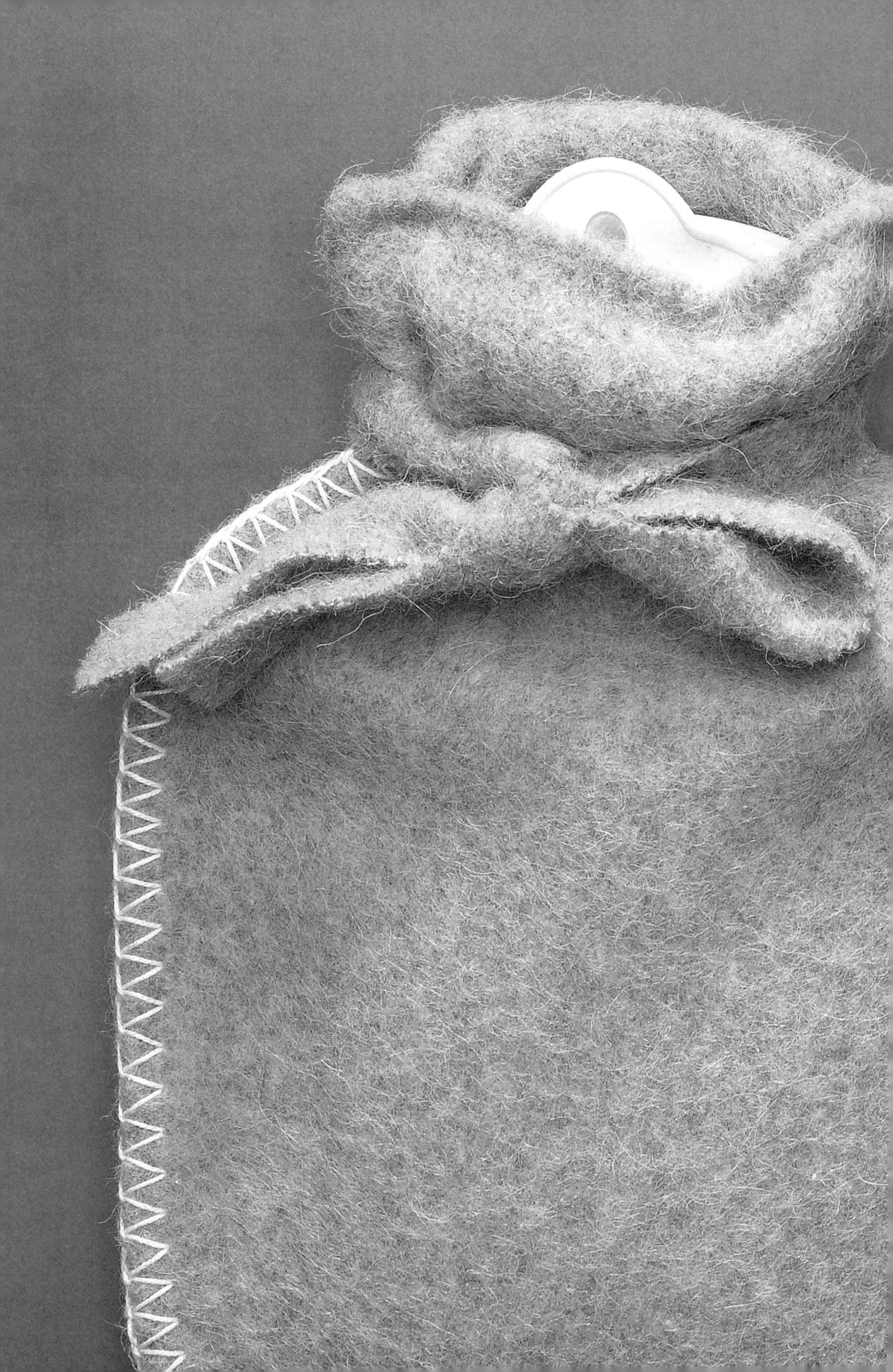

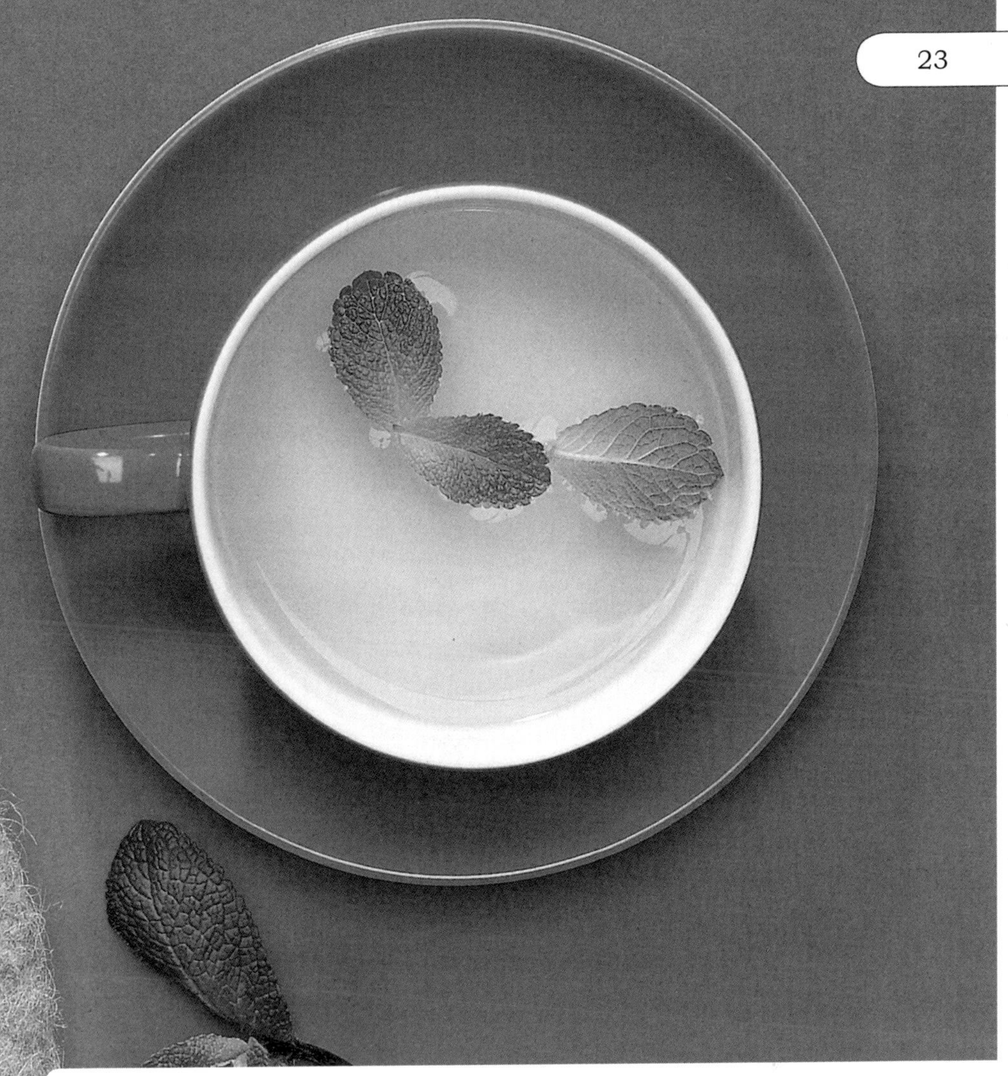

实践一：自然之疗法

孩子身体健康时，通过正确的饮食增强他的免疫系统的功能。孩子生病时，利用发热、植物和水等进行治疗。

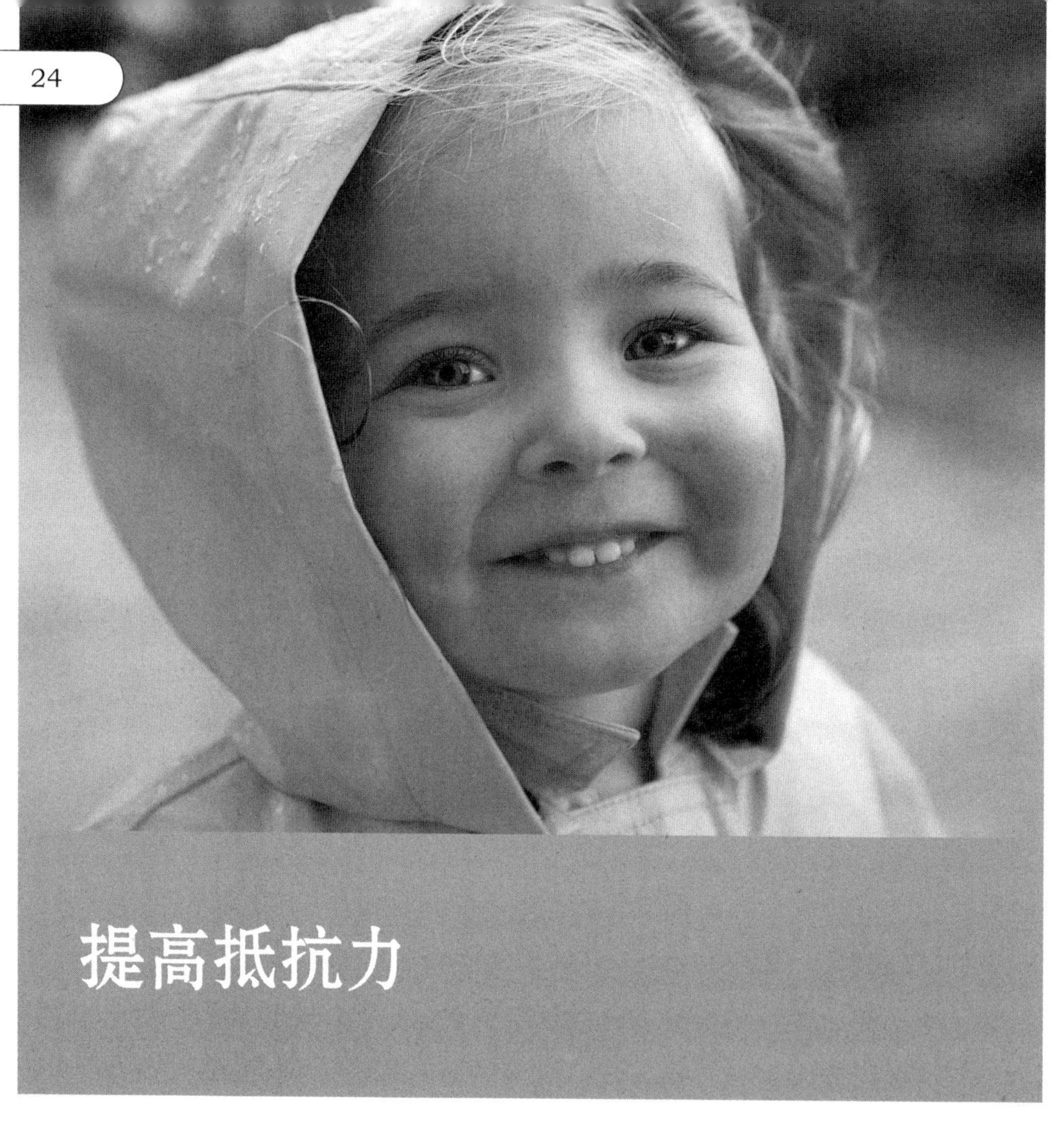

提高抵抗力

健康的饮食是最好的疾病预防措施。饮食越多样化、越保持自然状态，机体就越强壮。在空气新鲜的地方运动同样能提高抵抗力。经常在户外的孩子一般会比总待在家里不爱出门的孩子生病少。

肠道功能良好对免疫系统也很重要。常常感染疾病或者过敏可能是由肠道菌群失衡引起的。对此可以用共生控制疗法治疗（见本书第33页起的内容）。

健康饮食

健康的饮食能持续增强我们自身的抵抗力，稳定我们的免疫系统。而免疫系统不仅保护我们免受各种疾病的侵袭，还帮助我们更快地战胜疾病。

母乳——婴儿的最佳食粮

现在大多数母亲都重新认识到母乳喂养是喂养孩子的最佳方式。在这一点上起决定作用的，不仅仅是她们知道了母乳的质量是最好的，可以给孩子提供各种营养，而且她们还认识到喂母乳可以通过肌肤的亲近让孩子从心理上感觉到母爱。小家伙的脸表现出他有意识了，吃奶的时候，他的脸朝向妈妈的心脏，而妈妈也能感受到从她孕期就很熟悉的小心脏跳动的声音。跟妈妈之间紧密关系的基础就这样奠定在了小宝宝的心中。

您要相信自己的直觉，相信孩子的直觉，享受喂奶时刻的安宁。以后您一定会充满喜悦地回忆起这段时光。有关喂奶节奏和胸部护理的建议请阅读本书第10页起的内容。

> 锦囊
>
> **孩子免疫系统的帮手**
>
> 这里有几个久经考验的有效方法。
>
> ※保暖:冬天时给孩子戴上帽子，并穿上毛衣。
>
> ※孩子的作息要有规律，每天吃水果和蔬菜。
>
> ※从11月初到3月末给孩子服用下面3种药物：
>
> 百里香/汞（Thymus/Mercurius）和复方脾（Lien comp.）每种都是每日3次，每次5~10粒。
>
> 陨铁（Meteoreisen）每天早上服用5~10粒。

当母乳不足时

在您喂孩子“非天然”食物之前，您要尝试促进母乳的分泌：

◆催乳茶（Milchbildungstee），每日3次，每次1

杯（不要过量，因为过量会导致婴儿出现大便溏稀的情况）。这种茶不仅能促进母乳分泌，还能促进母亲和孩子的消化。

◆即使您不渴也要比平时多喝1升奶、酸奶制品（脱脂奶、有机酸奶、优酪乳）、各种果汁或者用黑刺李、沙棘、桦树酏剂做成的果汁混合饮料，此外还有催乳茶。

◆如果即便如此您的奶水还是不够，那么您最好在喂奶前躺卧10～15分钟，保持平稳呼吸和放松。这种放松状态可以让奶水更多地涌入乳房，避免流动受阻。

如果孩子拒绝母乳

如果孩子还太弱小，无力吸奶（吸吮无力），请到药店配制以下药物：

等量的龙胆D1（Gentiana D1）、卡勒欧都隆（Choleodoron）和戴捷斯通都隆（Digestodoron）。

喂奶之前给孩子服用3滴混合液。

如果孩子因为流鼻涕堵塞了鼻孔，那就按照本书第83～85页的治疗方法进行治疗。

牛奶喂养

如果您不能喂母乳或者母乳不够，但仍然想尽可能按照自然方式来喂养孩子，那么我建议您查阅专业文献。

重要提示：预防堵奶

堵奶可能导致乳腺炎。您可以这样预防：给乳房保暖，喂奶时放松，因为这样奶水可以流得更好。任何一点儿紧张都会阻碍奶水流动，增加乳腺炎风险。有剩余的奶水、堵奶或者出现结节时，您都可以轻轻地向乳房中间方向挤。

马奶已经被证明是营养价值几乎与母乳相当的替代品。它的成分与母乳非常相似，只是脂肪含量低一些。所以如果长期食用马奶，必须分别添加3%的胚芽油和淀粉。多数情况下，只有发生严重营养问题时才会用马奶，因为它虽很容易消化，但是价格昂贵。

蔬菜水果作为辅食

如果您给孩子喂母乳，一般从第6个月起就需要添加辅食了。而牛奶喂养儿要更早，从第10～15周起就要添加。

◆从每天第二餐开始，在餐前给孩子喂3～4勺蔬菜泥（胡萝卜、菠菜或者其他叶菜）。每天逐步加量，每次增加1～2勺，而牛奶的量要相应减少。以后蔬菜泥中还可以轮流添加谷物、土豆或者面食。

◆添加辅食大约两周以后您就可以给孩子吃水果了。您要优先选择当地产的苹果或者梨，不要选进口的热带水果。您还可以轮流添加得墨忒耳烤面包干和凝乳、有机酸奶、优酪乳等形式的酸奶。

幼儿和学龄儿童的饮食

孩子的身体因为生长发育，所以需要高品质的营养。您应当注意让食物尽量保持自然状态，不要选择那些因为施了化肥、罐装保存、转基因或者添加化学添加剂而损失了营养价值的食物。饮食影响着我们机体所有的功能和器官。如果可能的话，您要购买那些栽培和生产过程受到监控的粮食、牛奶、水果、蔬菜和土豆。

小贴士 健康饮食的五大支柱

※全麦产品

※新鲜水果和蔬菜

※少脂肪，少肉类

※奶制品

※以爱心调味

全营养膳食

我们的身体依赖于特定营养的摄入，其中包括维生素、矿物质、微量元素、特定蛋白质成分和脂肪酸。我们摄入的原生态的食物越多，我们就越能确定为自己的身体提供了足够的、用来维持生命所必需的营养。

您要优先选择谷物和全麦粗面面包，因为它们含有许多基本营养。请您放弃精面粉或者白面包，因为在加工过程中它们最多会损失掉80%重要的维生素和矿物质。如果您能把下面的建议付诸实践，您孩子的全营养膳食最重要的前提条件就都满足了。

◆全麦面包、全麦片、全麦粗面、全麦点心、豆制品和带壳大米比白面包、蛋糕、精面点心、玉米淀粉和去壳大米做成的食物更健康。新鲜麦片加上各种水果和蜂蜜制成的麦片粥非常可口，孩子会每天早饭都想吃这种粥的。

◆有时孩子饿了，吃点儿当地产的新鲜水果蔬菜，喝点儿鲜榨果汁和蔬菜汁要比吃热狗、巧克力、小熊糖、饼干，喝汽水和可乐要好得多。做好的新鲜素食不要存放太久，否则它们会失去宝贵的营养成分。

◆对孩子来说，高营养的脂肪是重要的食物，尤其是好的植物油、黄油、牛油果和干果。鱼类也含有宝贵的脂肪，尤其是鳕鱼，它是可以有机饲养的。吃肉也要尽量吃“有机”肉，推荐吃羔羊肉和牛肉。而香肠、炸肉排、炸薯条、甜食和甜饮料只会使人发胖。

◆脱脂奶、酸奶、牛奶、凝乳、优酪乳、各种低脂奶酪、大豆、全麦粮食、土豆和蔬菜，这些都是很重要的含蛋白的食物，是您孩子每天饮食中不可缺少的部分。

◆很小的孩子就可以区分味道鲜美的食物和淡而无味的食物。您有很多调味品可供选择，比如新鲜的香菜、莳萝或香葱等蔬菜，胡椒、咖喱、香草、桂皮等调料，还有柠檬汁、蒜等。

喝水和口渴

孩子应该按需喝水，因为每个孩子的体质都是不同的。应该喝水或茶来止渴，不要喝可乐、汽水、果汁或者其他糖或果糖含量很高的饮料。

◆您最好早上煮一壶药草茶（见本书第

偏爱甜食

孩子们都喜爱甜食，尽管喜爱的程度有所不同。彻底满足孩子的这个需求是很难的，用甜的水果也是达不到的。但是已经得到证实的是，总是吃高质量的好的全麦食品（比如自制的面包）的孩子，没有那些只吃白面包、吃很多香肠，并且最喜欢吃薯片蘸番茄酱的孩子那么喜欢甜食。我并不赞成完全禁止孩子吃甜食，或者甚至把这当成一种惩罚措施。一个很好的防止孩子摄入过多甜食的方法，就是所有的甜食都自己动手制作。根据孩子的年龄，您还可以跟孩子一起制作。这样既有意思，又有利健康和省钱，并且自然而然就限制了孩子的食糖量。

43～46页的内容），用蜂蜜增加甜味，用柠檬汁增加酸味。9月龄以上的孩子可以整天喝，不限量。

吃饭的乐趣

眼睛、鼻子和舌头越享受吃饭的乐趣，肠胃就越能更好地加工分解食物。烹饪是一门艺术，您应该让孩子也参与进来。可惜现代人对饮食的直觉已经被食品变性处理和许多科学空谈“掩埋”了。但是与我们相比，孩子的直觉仍然是完好的，您完全可以以它为导向。

不能仅仅靠卡路里数量和维生素多少毫克来选择食物，我们也要依赖我们的味觉和嗅觉。

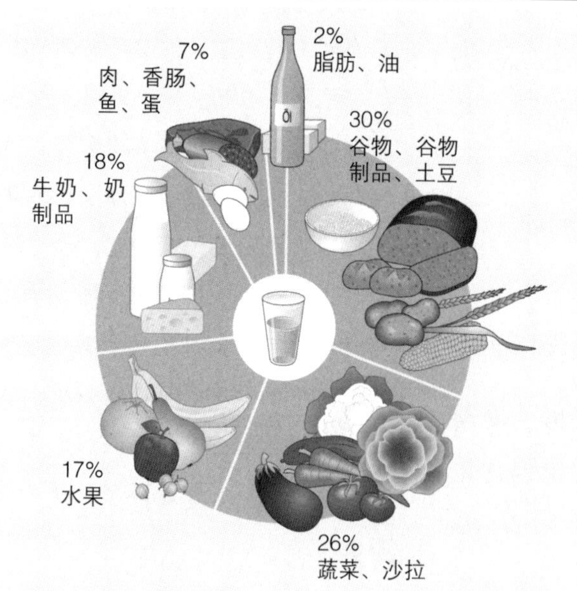

★饮食配比

健康平衡的饮食应该是怎样的呢？德国膳食协会（DGE）对每日摄入的热量和重要物质——碳水化合物、脂肪、蛋白质、维生素和矿物质给出了科学建议。左图展示了食物的理想分配比例（百分比表示占每日食物总量的份额）。另外，足量饮水和茶也非常重要。

患儿饮食

一般在孩子得了伴有发热的黏膜炎类疾病时，我们要按照他的要求来安排饮食。他一般会拒绝所有固体食物，潜意识会非常恰当地要求他禁食一天。这个您必须接受，因为这也属于机体的自我治疗。

◆为了给孩子止渴，您可以轮换着给他喝鲜果汁和椴花茶（配方见本书第50页的内容）。等茶放凉一点儿时，您可以加入蜂蜜和柠檬汁（适合9月龄以上的儿童）。这种茶、果汁和蜂蜜的混合饮料，能以最天然的方式满足发热孩子的需求。另外，给发热孩子喝的东西一定要稍微加热一下，这样可以防止刺激孩子空着的胃。

◆如果孩子感觉饿了，或者开始康复了，您就先给他吃点儿蔬菜粥、粗面粥或者燕麦粥。此时还不适合吃牛奶、蛋白质产品或者肉，因为消化这些东西会消耗身体太多的能量。应该节省用于新陈代谢的能量，因为需要用这些能量来战胜疾病。这期间绝对不能吃甜食。

重要提示：不要节食

孩子只是在一些非常特殊的情况下才需要进行吃新鲜素食和禁食的治疗，前提是他的情况必须严格符合该疗法的适应证。并且该疗法要在医生监督指导下进行，否则孩子可能很快就会体液失衡。

什么时候需要坚持特殊饮食呢?

患胃肠疾病时要求进食流食，这一点会在有关疾病临床表现的相应章节中进行介绍（本书第108页起的内容）。针对一些特殊疾病，在饮食方面医生会有明确要求，比如与胃、膀胱、肝脏或者肾脏等相关的慢性疾病，以及糖尿病和湿疹。针对粉刺、神经质和食欲不振的饮食要求，在有关疾病临床表现的部分进行介绍（见本书第135、138和140页的内容）。

阳光、空气和运动

阳光对身体健康来说是不可或缺的。太阳出来的时候应该让孩子们到室外玩耍。但是，另一方面，皮肤也不能在阳光下暴露太久，因为日晒性皮肤炎会长期损害皮肤。发色浅的孩子会比发色深的孩子更易出现日晒性皮肤炎。而防晒霜会影响阳光的治疗作用，仅仅是防晒系数15的防晒霜就会抑制人体免疫系统所必需的维生素D的形成。在日常生活中要尽量避免给孩子使用防晒霜，以便使他的皮肤逐渐适应阳光。但在南方或者高山地区旅游，以及长时间在浴场游泳时，用防晒霜、衣服，尤其是透气的帽子来防晒是非常重要的。尤其当孩子刚刚生病痊愈时，您要特别小心。

比较柔弱的、神经质的或者敏感的孩子在海边或高山地区是不会感觉很好的。对他们来说，运动的地方要优先考虑森林，因为它有增强体质和安神的作用。

一般只在休养所和疗养院使用空气浴。为了提高抵抗力，可以每天慢慢增加孩子在室外的运动量，这也非常符合孩子好动的天性。如果这种方法能与气候转换疗法相结合，那么功效会更加显著。

共生控制疗法

人类和细菌构成了一个自然的生存共同体，这是一种共生现象。尤其在口、皮肤和肠道中聚集着健康的、对我们的生命至关重要的细菌（益生菌——译者注）。不健康的生活方式、有毒有害物质污染环境，以及滥用药物都会干扰这种平衡。这种共生被干扰的明显表现就是出现一些典型的疾病：消化系统的便秘、反复腹泻、胀气和饱胀；由长期抵抗力低下引起的淋巴系统疾病，尤其是上呼吸道疾病；此外还有越来越容易出现过敏反应，如湿疹和哮喘。

重建机体健康机能

共生控制疗法的目的在于结束整个肠道菌群的失调状态，也就是使肠道中重新拥有自然的、健康的细菌。

为了达到这个目的，就要服用活菌制剂，并且饮食也要调整为全营养膳食（见本书第28页起的内容）。这样我们就可以使被干扰的共生状态恢复和谐，重建机体的健康机能和自然防御机制。是否要以这种疗法进行治疗，要由在该领域接受过专业培训的医生来决定。

锦囊

抗生素愈后护理

大部分的抗生素治疗之后都应该进行一次共生控制治疗，并由医生来选择药剂（益生菌）。这类药物起辅助作用，其中有调节药硫D12（Sulfur D12，每晚服用5粒），以及一种肠道功能调节药复方蕨（Aquilinum comp.，每日3次，每次3～5粒）。如果是长期或者大剂量服用了抗生素，那么额外再服用佛塔可D5（Fortakehl D5，每天早上服用1片)会很有效。

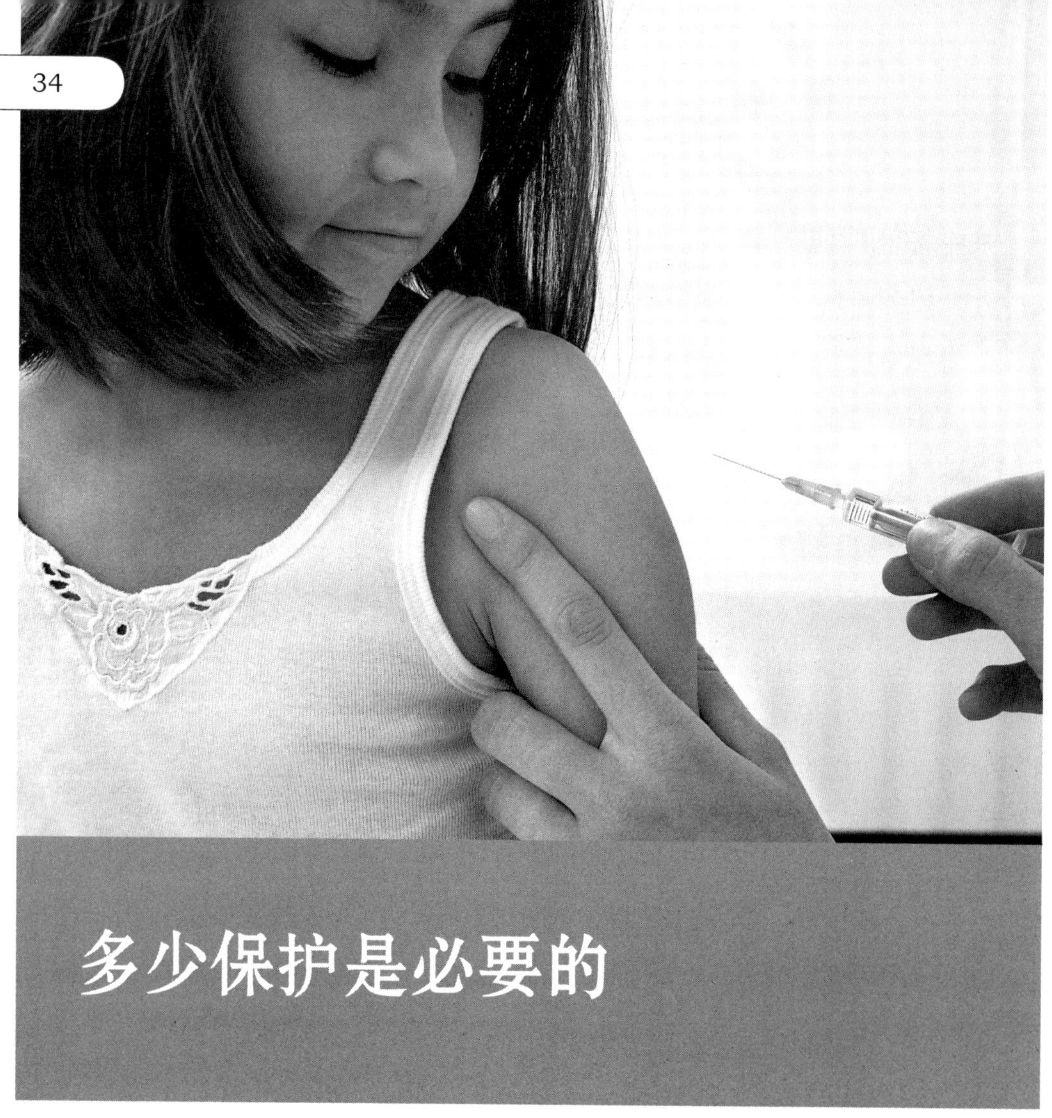

多少保护是必要的

疾病发现得越早，痊愈得就越好。所以您要定期带孩子进行预防性体检，哪怕孩子发育良好，并且看起来非常健康。检查时，您还可以跟医生谈一谈预防性药物和必要的疫苗接种问题。并不是所有针对某种疾病的预防措施都是有意义的。尤其针对打疫苗的问题，您要仔细权衡它的作用和风险。

佝偻病的预防

为了让孩子吸收足够的钙来沉积到他快速生长的骨骼上，维生素D是不可缺少的。维生素D天然的产生方式是皮肤接受太阳光照射。金色头发的孩子比深色头发的孩子更易生成维生素D（也更易出现日晒性皮肤炎）。为了生成足够的维生素D，肤色越深的人需要的太阳光越多。缺乏光照可能会引起佝偻病，不仅骨骼生长受影响，孩子睡得也不好，出汗多，容易被传染疾病。而冬天得佝偻病的风险最大。

现在通用的做法是，出生后的第一年里给孩子服用维生素D滴剂。当然更好的方法是，您作为母亲在孕期和之后都注意多在阳光下活动（这期间尽可能避免使用防晒霜）。因为孩子得佝偻病的风险也取决于母亲体内的维生素D水平。非母乳喂养的婴儿现在喝的任何一种奶粉中都含有维生素D。

◆尤其在冬季，当孩子接触不到外面的空气时，补充维生素D非常必要。

◆为了预防佝偻病，在冬季要尽可能每六周带孩子看一次儿科，只有这样才能尽早发现佝偻病征兆并立刻进行治疗。

维生素K的使用剂量

在婴儿接受的前3个预防检查中，为了促进血凝，会给孩子服用大剂量的维生素K滴剂。但是，在有些方面，这种维生素对身体发育的作用尚不清楚。所以许多自然疗法医生都谨慎地推荐使用较低的剂量，但请一定咨询您的医生。

疫苗接种

疫苗可以防止感染以及缓解传染性疾病。关于是否每一种疫苗都有用的观点存在很大分歧。一定要与您信任的医生单独探讨，掌握足够的相关信息，充分了解疫苗的好处和风险，在这个基础上才能决定是否接种疫苗。这样的谈话，父亲和母亲都要参加。

疫苗监管和补充疫苗

疫苗的保护作用往往只在一定时间内起作用，所以必须多次补种疫苗。这其中尤其要重视青春期的疫苗接种。比如所有的青少年都应该接种麻疹疫苗，因为这种病发病时年龄越大，情况就越严重。那些到发展中国家旅行的青少年尤其易患此病。

怀孕之前务必要确定自己对麻疹和风疹是否具有免疫力，最稳妥的做法是通过采血确定身体具有哪些免疫保护。同时您还可以确定能省掉哪些补充性疫苗，例如那些您血液内仍有足够抗体的，就不需要补充。您也可以顺便检查一下自己的免疫系统情况，尤其要确定自己是否需要接种破伤风疫苗！

◆破伤风、白喉、脊髓灰质炎。我建议每个会走的孩子都注射破伤风疫苗，被动物咬伤和植物的小刺扎都可能会引起危险的破伤风。白喉和脊髓灰质炎主要出现在发展中国家。许多青少年、越来越多的成年人和家庭到这样的国家旅行或出差，所以应该接种一下疫苗。5岁以上儿童才允许接种附带或不附带脊髓灰质炎疫苗的破伤风—白喉复合疫苗（我国一般在1周岁前接种白百破复合疫苗。——译者注）。但是父母根据自己的意愿和责任可以选择早点儿给孩子注射。根据我自己和我同事的经验，这样做的效果会更好，因为其中的添加剂比如铝的剂量很小。

◆B型嗜血流感杆菌，肺炎链球菌，脑膜炎双球菌，这些病毒在幼儿期可以引起危险的脑膜炎。针对所有的病原体都有单独的疫苗，比如B型嗜血流感杆菌疫苗，而且这些疫苗常常需要注射五六次。母乳喂养和无烟环境可以使致病风险减少约70%，这是一种无副作用、非常有效的预防方法。

◆麻疹、流行性腮腺炎和风疹。接种这三种疫苗对青少年和成年人非常重要。要坚决避免婴儿被传染此三种疾病，但幼儿期患此病可以在生长发育方面进一大步，并且可以形成一生都能受益的良好的免疫系统（这三种疫苗我国对1～14岁儿童进行普种。——译者注）。

小贴士 官方疫苗接种建议

罗伯特·科赫研究所（Robert-Koch-Institut，罗伯特·科赫研究所是德国最重要的健康保护机构之一，也是联邦卫生部在生物医学领域的核心研究机构，承担着风险评估和决策咨询的任务，最重要的职责包括传染病预防和德国卫生保健状况分析等）的“常务疫苗接种委员会”（Ständige Impfkommission, STIKO）经常根据最新的研究提出疫苗接种建议。通用的疫苗接种计划您可以在网上找到。所有的德国医生对疫苗接种的建议都是以这个计划为基础的。但是，最后做决定的应该也必须是您自己。

◆其他疫苗，尤其是百日咳疫苗有引起过敏的嫌疑。它并不能阻止婴儿患上危险的百日咳。疫苗免疫效果不长久，只有当孩子患有严重心脏病或肺病时，才考虑使用（我国多使用含百日咳疫苗的白百破复合疫苗。——译者注）。流感疫苗对于儿童的作用尚未得到证实。甲肝疫苗适合长途旅行前注射。脑膜炎疫苗副作用很多，而儿童患病临床表现较温和。我不建议女孩注射人乳头状瘤病毒疫苗，定期进行预防性体检更安全、更没有危险性。

小贴士 **决策助手**

您获取的信息越多，就越能明确决定该如何让孩子接种疫苗。

发热的疗效

“给我让人发热的能力，我就能治愈任何疾病。”——古希腊著名思想家帕尔米尼底斯（Parmenides）如是说。他的话是什么意思呢？发热本身不是一种病吗？

一个病例故事

一位忧心忡忡的母亲第一次带着她5岁的儿子来到我的诊所。孩子从前一天晚上开始就一直发高热，几天以来他脾气很不好，表现反常，还总是睡觉。前一天下午他说肚子疼，但是既没有拉肚子又没有呕吐，可晚上突然就开始发高热。他一直躺在床上，不让人打扰。晚些时候他出了很多汗，但是当妈妈想帮他擦汗时，他非常抗拒，整晚睡得很不安稳。

检查结果显示，他除了嗓子有点儿红之外，没有任何生病的迹象，但是体温已高到39.5℃了。这孩子从来没像前一天晚上那样突然发热到那么高的体温。

治疗：孩子的病其实并不是像这位母亲认为的那样是突然出现的。在此之前孩子就已经明显不舒服了，只是发热来得比较突然。引起孩子发热的原因是细菌还是病毒，对于治疗没有任何影响，孩子没有什么临床症状这个事实要求我们使用顺势疗法药物——颠茄来进行治疗（此顺势疗法药物应在医生的指导下服用。——译者注）。

发热又持续了一整天，夜里孩子又大量出汗，第二天体温降到了37.5℃。

一周以后，为了平衡退热栓和孩子在之前几个月服用的抗生素的作用，我给他开了比较浓的硫黄（硫）【Schwefel（Sulfur）】，它是共生控制疗法和顺势疗法药物。

直到大概9个月之后，这个孩子才因为轻微的咳嗽再次来到我的诊所。那位母亲说，与以往不同，孩子这个冬天没有感冒。那次生病之后，孩子莫名其妙的神经质状况也完全消失了，并且在整体发育上前进了一大步。

自我治疗的机会

通过这个病例故事可以很明显地看出，发热具有很大的治疗功效，还有人体的内在平衡受到干扰后，会在很长时间内通过心理上的不稳定表现出来。这个孩子在痊愈之后较之前更加健康，这证明了机体通过自己的力量从不稳定恢复到稳定状态是多么重要。

发热对细菌和病毒也有抑制作用。从38.5℃的体温起，它们的生存条件就受到了限制，它们分泌出的有毒物质也会通过发热引起的出汗而更快地被排出体外。而且发热还能促进人体自身产生抗体。

请您记住：发热本身从来不会威胁生命！危险只存在于人体整体的不和谐，而发热会制止这种不和谐的进一步发展。所以一般我们应该采取一些合适的措施促进发热。

只有当发热引起了不安和迷糊时，我们才必须采取针对性措施，比如小腿湿敷（见本书第67页的内容）或者灌肠（见本书第74页的内容）。

高热惊厥的状况是比较特殊的，只有医生才能判定会不会出现。这种情况一般通过遵循自然规律的治疗方法是可以排除的。

卧床休息很重要

不论是急性疾病还是慢性疾病，始终坚持卧床休息才能使药物治疗和身体自我治疗的力量充分发挥作用。一般发热会使人自然就想要卧床休息。

如果单纯将体温通过退热栓降下来，孩子仍然病着，却感觉不到自己有病，这样他根本就不会待在床上。而卧床休息对治疗各种流感等疾病都是非常重要的。如果不坚持卧床休息的话，痊愈的进程就会大大放慢，还更容易出现并发症。咳嗽、流鼻涕持续很长时间还不痊愈，一般都是由于急性感染阶段没有一直坚持卧床休息导致的。

一般情况下，如果孩子生病后一直很不安的话，就很难让他卧床休息。这时可以给他来一次加了缬草剂的热腾腾的全身浴，或者给他喝滇荆芥茶（见本书第53页的内容）。

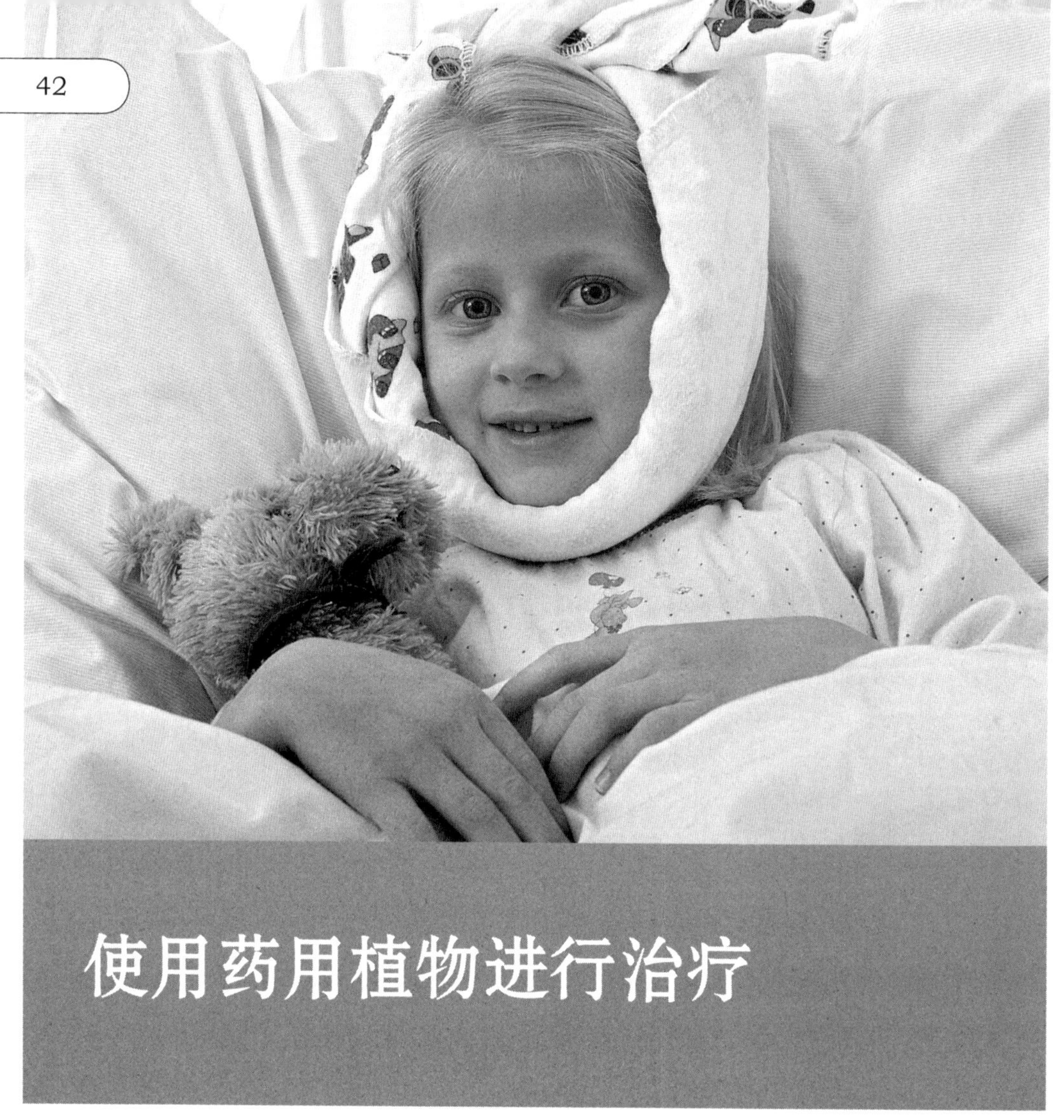

使用药用植物进行治疗

植物可以治病、缓解和预防病痛，当然前提是要正确使用它们。古时候，人们能使用的唯一药物就是有治疗功效的植物。古希腊和古罗马时期就已经有四卷本书籍记录了它们的作用。这些知识在中世纪时主要由寺院里的人补充，之后不断被扩充完善。

以前由经验得来的知识，也就是经验科学的东西，现在都是以科学为基础了。人们对药用植物的成分和作用进行了研究。许多药物，尤其是那些最有效的药物，常常含有从植物中提取的有效成分。医生们每天都会开出含有药用植物药剂的处方：可能是茶、萃取液、酊剂或者特殊药剂。特别对于儿童来说，使用药用植物进行治疗非常有效。

药草茶作为日常饮品

比如吃早饭时，对于儿童来说，喝药草茶比喝牛奶要健康得多，因为为了改善口感，牛奶中有可能被掺入了添加剂。而药草茶不会增加身体负担，反而会激发肠道和肾脏的排泄功能，并且它们多数都含有宝贵的维生素。

本书中列举的所有药草茶配方都是由药剂师曼弗里德•帕罗（Mannfried Pahlow）研制的。任何一家药店都可以配制这些混合茶，所有的药茶材料在药店或者有机产品商店都有出售。

重要提示：时间长短和剂量

※如果您每天都给孩子喝药草茶，那么应该大约一个月换一个品种。

※给婴幼儿配制的茶要清淡一些。请参考本书第46页的配方。

基本茶

您可以自己用悬钩子叶和覆盆子叶做成茶，日常饮用：

◆最好在五六月份采摘新鲜的覆盆子叶和悬钩子叶；以1：2的比例混合，摊开晾3～5小时。

◆用擀面杖将干叶子压碎，喷上一点儿水；把这些混合物放在一块亚麻布里系好，挂在一个温暖的地方；2～3天后这个布袋就会散发出类似玫瑰的香味。

◆把布袋里的东西摊开，迅速晾干（放在室外晒干，或放在烤箱中，温度调整到35℃～40℃，不要关烤箱门）。

◆做好的茶放在浅色的密闭玻璃容器里保存，或者放在白铁皮罐里也可以。

这种茶可以不添加其他任何东西直接冲泡。它富含矿物质、微量元素和维生素，不含咖啡因；饮用时可以添加柠檬汁、牛奶、蜂蜜（适用于9月龄以上婴儿）或者粗蔗糖。

您还可以用新鲜的薄荷叶制成茶日常饮用：

◆2根新鲜的薄荷枝连同叶子一起，用1升开水冲泡。饮用时茶叶不需要滗掉。

小贴士 春季沙拉疗法

如果您能够在花园或者草地上（没有施过化肥的！）采集到蒲公英，那么您就可以用新鲜的蒲公英叶子和花蕾做沙拉。用柠檬、油和切碎的鸡蛋调制一下会更美味。

适合所有季节的混合茶

您可以把基本茶随意与其他药用植物混合（见第46页表格）。要根据季节配茶，比如冬天为了刺激排泄和预防感冒，您可以加点儿椴花和桦树叶。夏天加点儿野蔷薇果实（去核）和锦葵花，茶的味道会非常好，并且有提神醒脑的功效。您很快就能学会根据味道、需求和季节的不同来变换茶的种类。

春季和秋季的茶疗

春天和秋天这两个过渡期很适合进行茶疗：您每

年要给孩子喝2次有解毒功效的药草茶。比如3月末或4月初您可以用春季混合茶（见第46页表格）给孩子进行茶疗：蒲公英和荨麻有一定的促进排泄的功效，并且能保护肝脏和胆囊；荨麻还可以降低鼻黏膜和眼黏膜的敏感性，避免对容易引起花粉热的花粉过敏；问荆和桦树叶能刺激排泄；野蔷薇果实富含维生素。

◆每日3杯，饮用4～6周。

您也可以用新鲜的荨麻叶进行春季茶疗。对于淋巴性体质的儿童来说，这种茶非常值得推荐，因为它能够给淋巴系统解毒，改善健康状况。

◆将一把新鲜的荨麻叶用1升开水冲泡，10分钟后过滤。

◆每日2～3杯，饮用4～6周。

日常混合茶

茶	药用植物材料（干品；单位：克）	配制方法
基本茶	覆盆子叶 10 悬钩子叶 20	方法一
混合茶一	基本茶 30 带核野蔷薇果实 10 薄荷叶 10	方法一
混合茶二	基本茶 20 木槿（红锦葵） 10 滇荆芥叶 10 甘菊花 10	方法一
夏茶	基本茶 30 去核野蔷薇果实 10 木槿（红锦葵） 10	方法一
冬茶	基本茶 20 带核野蔷薇果实 5 木槿（红锦葵） 5 椴花 5 滇荆芥叶 5 薄荷叶 5 桦树叶 5	方法一
春、秋茶	带根的蒲公英 20 荨麻叶 10 问荆 10 桦树叶 5 带核野蔷薇果实 5	方法二

配制方法	说明	备注
配制方法一	每1～2茶匙混合茶用250毫升开水冲泡，10分钟后过滤。	对于婴幼儿，每1茶匙药草茶用250毫升水冲泡，且浸泡时间减半。
配制方法二	每2满茶匙混合茶用250毫升开水冲泡，15分钟后过滤。	

适合患病时饮用的药草茶

孩子患病期间，是给他配制某种专门的药草茶还是混合茶，慢慢地您自己就能摸索出来。根据我的经验，在刚患病，尤其病因还不明确的时候，混合茶往往比较有效。因为其中的各种药用植物的不同作用会相互补充。

所有的药用植物和所需的配制小工具都可以在药店买到，其中一部分在改良食品商店（Reformhaus）和天然食品商店（Naturkostladen）也有销售。

重要提示：4周后要休整

饮用药草茶这种治疗方法在持续了4周之后要停止几周。休整之后可以随时重新开始饮用。

腹胀

欧芹子——对付腹胀的最好药物。

◆婴儿用1/4茶匙、幼儿和学龄儿童用1/2茶匙（注：3茶匙=1汤匙）欧芹子，用500毫升开水冲泡，10分钟后过滤。

◆给婴儿服用时，将1汤匙（15毫升）茶水掺入奶瓶，或者餐前喂服。幼儿和学龄儿童每日饮用1～2杯。

茴香子——尤其适合婴儿。茴香茶多数时候比茴芹茶更有效，两者也可以交替饮用。

◆将1/2茶匙压碎的茴香子用250毫升开水冲泡，10分钟后过滤。

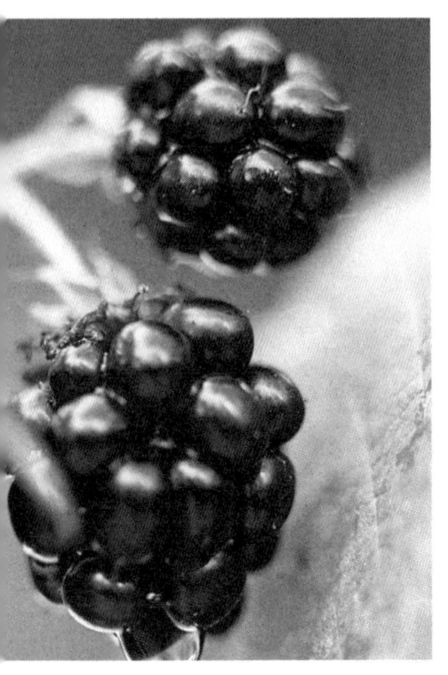

悬钩子茶（与覆盆子茶一样）要用叶子制作，并要在春季采摘比较娇嫩的叶子。悬钩子叶比覆盆子叶颜色深。悬钩子是攀缘植物，比覆盆子刺多，往往会长得十分繁茂，形成茂密的灌木丛。而覆盆子则是单独的一根枝子向上生长。

◆将30毫升茶水掺入奶瓶，或者餐前喂服。

茴芹子——尤其适合婴儿，可以与茴香茶交替饮用。

◆将1/4茶匙压碎的茴芹子用125毫升开水冲泡，10分钟后过滤。没有压碎的果实泡20分钟。

◆将30毫升茶水掺入奶瓶，或者餐前喂服。

腹泻和肠胃疾病

悬钩子叶（基本茶也可以）是腹泻时的理想茶饮，因为这种茶含有鞣酸，有凝固作用。

◆将2茶匙悬钩子叶用500毫升开水冲泡，10分钟后过滤。

◆每日饮用1升的量，小口饮用。

欧洲越橘——尤其适用于使用药物治疗和控制饮食方法治疗腹泻的情况。对严重的囊肿性纤维化（Mukoviszidose，胰腺、肠和支气管腺体分泌失调能引起慢性腹泻）和乳糜泻（Zöliakie，含油脂的发酵型腹泻，由对特定麦麸产品过度敏感而引起）也有效。

欧洲越橘茶也适合漱口和清洗牙龈、面颊、口腔黏膜等肿胀发炎部位。

◆大点儿的孩子发生腹泻时，可以在每餐前咀嚼

3～5个欧洲越橘干。小点儿的孩子喝茶。

◆将5茶匙欧洲越橘放入500毫升冷水中，煮沸，保持沸腾10分钟，然后过滤。

◆每日3次，每次1杯。

母菊花——不管出现何种形式的胃肠道消化不良，首先就要给孩子喝不加糖的母菊茶（还可以进行腹部裹敷，见本书第70页的内容）。它还可以作为漱口水。在出现扁桃体发炎、口腔黏膜发炎和牙龈发炎等情况时，可以将母菊茶和等量的欧洲越橘茶混合用来漱口。一般由鼻旁窦炎症引起的慢性流涕和咳嗽，也可用它进行吸入治疗（见本书第73页起的内容），为了增强功效还可以滴入1滴薄荷油。

◆将1汤匙母菊花用1升开水冲泡，10分钟后过滤。

◆有关剂量规定请见本书病征描述部分（第83和88页的内容）。

薄荷叶——适用于所有的肠胃不适症状（见母菊花）。如果茶中没有混合其他成分，那么最长只能连续饮用一周，因为之后它就会起反作用。

◆将1～2茶匙薄荷叶用250毫升开水冲泡，10分钟后过滤。

◆每日3次，每次1杯，小口饮用。

嗓子发炎

鼠尾草叶——治疗所有咽炎的最好漱口药水，任何情况下都应该使用。切记茶不要沏得太浓，否则会被孩子拒绝，并且可能会影响排汗。

◆将几片新鲜的鼠尾草叶或者1/2茶匙干鼠尾草，用250毫升开水冲泡，10分钟后过滤。

◆每小时至少一次用温热的茶水漱口，然后将茶水喝下。

发热和流行性感冒

椴花——治疗所有伴有发热症状疾病的最好的药草茶。任何流感都可用它治疗，因为它可以刺激新陈代谢、促进排汗，从而驱除疾病。这种茶喝的时候要尽可能热一点儿，这样可以提高体温（这一点您不必惊慌，请参阅本书第39页起的内容）。但是如果孩子已经烧得非常厉害的话，就只能喝温热的茶，并且不要太浓。药可以放到茶里服用。如果流感又伴有严重咳嗽，那么您可以在椴花茶中掺入款冬叶或者百里香等。另外，椴花茶非常适合用来预防伤风感冒。

◆将1茶匙椴花用250毫升开水冲泡，5分钟后过滤。

◆添加少许蜂蜜（适用于9月龄以上婴儿）和柠檬汁。

◆每日饮用3～5次，每次半杯至1杯。

锦囊

组合疗法

不同的治疗措施如茶疗、顺势疗法药物治疗以及外部治疗可以很好地组合进行，它们能分别以自己的方式促进治疗进程。顺势疗法药物和对抗疗法药物同时服用效果也很好。

如果烧得非常厉害就要把茶泡得淡一点儿。

◆1/2茶匙椴花用250毫升水。

◆其他配制方法和使用方法见上页。

接骨木花——治疗伤风感冒第二好的茶，可以和椴花混合在一起。药可以放入茶中服用。

◆将1茶匙接骨木花用250毫升开水冲泡，10分钟后过滤。

◆每日饮用3～5次，每次半杯至1杯。

咳嗽

款冬叶——可以缓解所有种类的咳嗽，包括百日咳综合征和痉挛性支气管炎，有解痉挛和促进分泌物排出的作用。最好与等量的茴香、百里香、滇荆芥、长叶车前叶混合用，发热时还可加入等量的椴花。药可以放入茶中服用。

◆将2茶匙混合茶用250毫升开水冲泡，10分钟后过滤。

◆添加蜂蜜增加甜味（适用于9月龄以上婴儿）。

◆每日饮用3～5次，每次半杯，尽量温热时饮用。

车前子叶——尤其适用于干咳、痰少。这种茶能非常好地与款冬叶茶相互补充。

关于款冬的争议

根据我做儿科医生的经验，按照处方给出的剂量饮用款冬茶还从未出现损害健康的情况。但是，前联邦卫生局对此的建议是：使用款冬茶的时间每年要控制在6周之内。这个建议现在仍然有效。

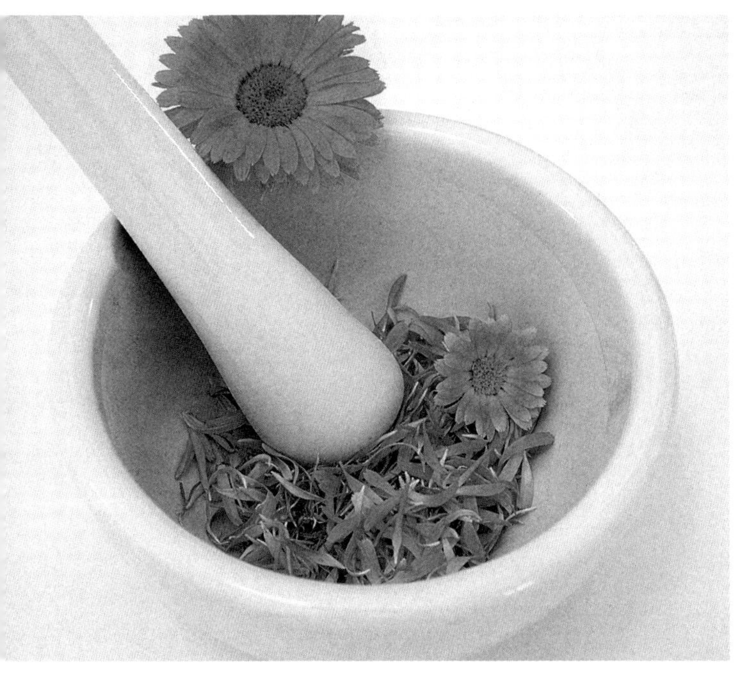

上图是药用植物金盏花，它含有的成分具有杀菌、化痰、清热、镇痛等作用。人们可以借助液体（比如水、酒精和植物油）提取这些成分，浓缩使用。茶和煎剂是热提取物，精油和酊剂是冷提取物。为了提取有效成分，要把新鲜的或者干的植物原料放在冷的液体中浸泡几小时至几天时间。

◆将1茶匙车前子叶用250毫升开水冲泡，5分钟后过滤。

◆每日最多饮用3杯。

百里香——与款冬叶作用相似，所以常常会将这两种茶等量混合。它们对各种咳嗽均有效，尤其是支气管炎。药可以放入茶中服用。

◆将2茶匙百里香茎叶（或混合茶）用250毫升开水冲泡，10分钟后过滤。

◆每日饮用3～5次，每次半杯至1杯。

膀胱和肾脏疾病

熊果叶——对膀胱和肾脏有很好的杀菌消毒作用，与母菊混合后作用可以增强。

◆将1茶匙熊果叶研成的粉用250毫升热水冲泡。

◆大一点儿的婴儿和幼儿只用1/4至1/2茶匙，并且用母菊茶大幅度稀释。

◆每日饮用2～3杯，温度要温热。

湿疹

三色堇茎叶——适合从外部湿敷和罨敷（利用药物或物品敷于人体表面某一部位，以达到治病的目的。——译者注）治疗湿性湿疹（见本书第128页起的内容），疗效显著。三色堇茎叶也可以泡茶饮用，有辅助作用。

◆进行湿敷：配制方法和使用方法请阅读本书第72～73页。

◆作为茶：将2茶匙三色堇茎叶用250毫升开水冲泡，10分钟后过滤。

◆母乳喂养婴儿可以在吃奶前，用奶瓶喂服50毫升茶。牛奶喂养婴儿可以以茶代水调制食物。幼儿和学龄儿童应当每日饮用2～3杯茶。

睡眠障碍

滇荆芥叶——有镇静作用，尤其适合孩子因为不能理解白天发生的事，而引起的长时间躺着睡不着的情况。

◆将1茶匙滇荆芥叶用125毫升开水冲泡，10分钟后过滤。

◆每晚饮用1杯。

药用植物提取物

使用药用植物完全提取物治疗也属于植物疗法（使用植物材料进行治疗的方法）。与标准的单种有效成分萃取物不同，完全提取物含有所有成分，也就是说包括一些伴随成分，这些伴随成分可以使药物的作用更加完善。一般情况下，完全提取物哪怕在用药过量的情况下也没有副作用。接下来将按照疾病症状对最重要的药用植物提取物进行介绍。

小贴士 受伤时服用山金车

山金车（Arnika）也是发生扭伤、血肿、肌劳损、腱裂伤和脑震荡时可以选用的顺势疗法药物之一。其在受伤后可以立刻使用，也就是说在医生查看之前就可以使用。

※给孩子服用山金车D6（Arnica D6），每日3次，每次3～5粒，服用3天。之后服用山金车D12(Arnica D12)，每日1次，每次3～5粒，服用10天。发生扭伤时，山金车（Arnika）要和盐肤木D6（Rhus toxicodendron D6）交替服用。

没有流血伤口的损伤

山金车精油（Arnika-Essenz）——适用于扭伤、脱臼、血肿以及脑震荡，要持续进行贴敷治疗。药用植物提取物中几乎没有比山金车精油效果更好、见效更快的了。山金车软膏（Arnika-Salbe）疗效也很好（使用方法见本书第73页的内容）。

◆用于湿敷（见本书第73页的内容）：山金车精油以1：9的比例用水冲淡。

同时要内服顺势疗法药物（见左侧信息栏）。

开放性伤口

金盏花精油（Calendula-Essenz）——推荐用于所有开放性伤口的急救。它具有清洁作用，能促进伤口痊愈和结痂。

◆用于罨敷：将金盏花精油用水以1：9的比例冲淡。

含量为10%的金盏花软膏也可以买到。

失眠、神经质和注意力问题

缬草酊剂（Baldrian-Tinktur）——对神经紧张引起的失眠有很好的缓解作用，也可以在上学之前给胆小腼腆的孩子服用（早餐后按照规定剂量服用）。它通过解除紧张使人平静，不会使人感觉疲惫。

◆将30～40滴缬草酊剂与糖混合，睡前1小时服用。

预防感冒

紫锥花酊剂（Echinacea-Tinktur）——对容易（反复）感染黏膜炎的儿童是很好的预防药。因为它可以增强人体抵抗力，所以可以辅助治疗所有的感冒。

◆在每年秋季每日服用3次，每次将10滴紫锥花酊剂（Echinacea-Tinktur）滴入1/4杯水中，餐前服用，连服6周。

紫锥花D3（Echinacea D3）——可以用来代替酊剂。药丸往往比酊剂效果好。

◆每日3次，每次5～7粒。

神经损伤、尿床

金丝桃精油（红油）【Johanniskraut-Ölauszug（Rotöl）】——有镇痛、消炎和安神作用。

酊剂的酒精含量

酊剂多数都含有酒精，但是由于是稀释过的，所以对青少年和儿童是绝对没有危害的。但对于婴儿和6周岁以下的幼儿要优先选择药丸。

◆早晚涂抹于可能患有或者医生诊断患有神经损伤或神经炎的地方。

如果您感觉孩子心理出现了问题（通常出现在换牙期和青春期之间），比如，更爱哭了、变得比平时沉默寡言了，那么你可以试试金丝桃精油（Johanniskrant-Ölanszng）。

◆每天早晚按顺时针方向把红油涂抹在孩子的心脏区域。

◆对于尿床儿童，除了服用医生开的药，还要每天晚上给孩子大腿内侧涂抹一些红油作为辅助治疗。

出汗增多

鼠尾草酊剂10%（Salvia officinalis 10%）——适用于出汗增多。

◆每日3次，每次将5滴酊剂滴入1/4杯水中服用。

◆如果腋窝尤其出汗增多，那么就再额外服用辅助药硫D12（Sulfur D12），每日晚餐前服用1片。

◆如果脚部出汗增多,适合使用鼠尾草乳液（Salbeikur)，同时服用硅剂D12（Silicea D12），每日晚餐前服用1片。

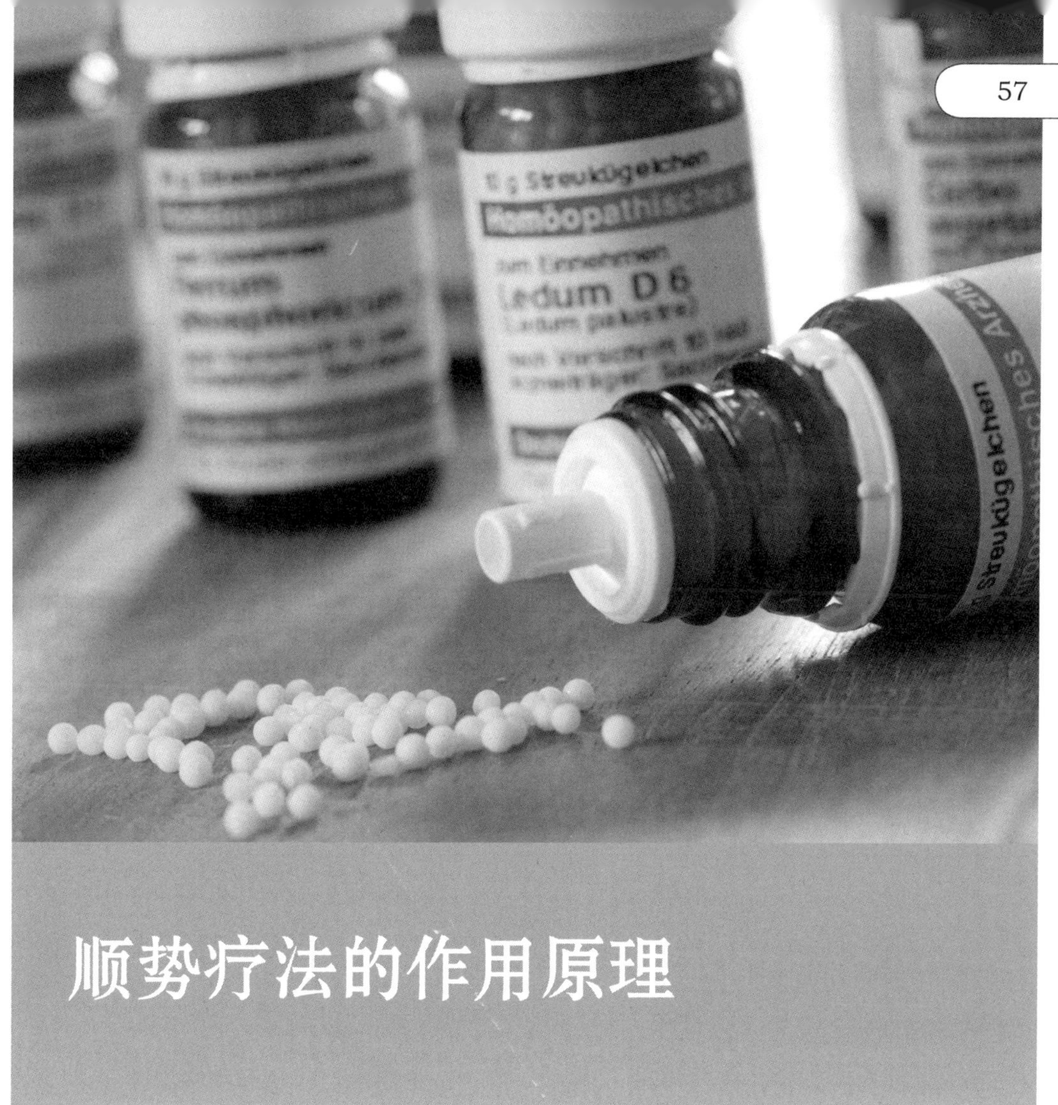

顺势疗法的作用原理

使用顺势疗法药物我们可以温和地治愈儿童的大多数疾病，而且没有副作用。虽然总是有人不断声称顺势疗法没有任何疗效，但是事实胜于雄辩。

顺势疗法的创始人塞缪尔·哈内曼（Samuel Hahnemann，1755～1843）在治病时，为了促进身体自我治愈能力，首次使用了剂量很小的含有动物、植物和矿物成分的药。顺势疗法（Homöopathie）这个名字源于希腊语：homoios（相似），pathos（痛苦，疾病）。顺势疗法的基础是相似性原则，即“相似的疾病可以用相似的东西治疗（similia similibus curentur）”，也就是说，疾病的症状要尽可能与健康人在药物测试中服用药物时产生的反应相同。

症状与服药反应

顺势疗法的定义可以通过下面的例子来解释。

含有咖啡因的咖啡可以使健康人失眠。其特点是，喝咖啡的人虽然已经很疲惫，很想睡觉了，但是他会因为一种良性的思维活跃而保持清醒。根据我们的例子，健康人通过饮用含咖啡因的咖啡而引起的失眠是一种特殊的失眠，它是顺势疗法药物咖啡（Coffea）药物测试的结果。

借助药物测试，我们可以确定顺势疗法药物对健康人都有哪些作用。由这些药物引起的症状就叫作服药反应。

根据相似性原则，使用顺势疗法配制的咖啡的作用要与咖啡引起的服药反应相似，要能够温和、迅速，并且持续地治愈这种失眠。事实上，它治愈的病例屡见不鲜。

细心寻找症状

我之所以这么详细地给您描述由咖啡引起的特殊

失眠，是因为失眠这个概念对于顺势疗法来说是一个太普通的症状，如果不进一步细分的话，几乎无法正确选择药物。因为引起失眠的原因有很多，比如恐惧、激动、喜悦、思维活跃、心悸、忧愁、寒冷等等，表现出的症状也纷繁复杂。只有非常准确地描述出独特病征，才能通过与服药反应进行比较而找出正确的顺势疗法药物。

顺势疗法药物的生产制造

顺势疗法药物是由矿物、植物、动物或者金属物质，通过所谓的“冲淡”制作而成。这种制作方式会使原始物质被很大程度地“稀释”，但是效果并不会降低。随着不同等级的猛烈晃动或研磨（见右侧信息栏的内容），药物会相应地被冲淡和推进。通过这种方式能够产生新的或者变化了的疗效和特性。每次冲淡后获得的产品又会成为下次冲淡的“种子”，它随着稀释物质的增长，而成为一种新的药物。

有关如何正确给婴幼儿服用顺势疗法药物的说明，请阅读本书第13页的内容。

疗效

根据自然科学理论，顺势疗法药物之所以有效，是因为其所有的生态反应都是在最小量级刺激的基础上完成的。有一条规律是大家公认的：身体的生命力

冲淡

在德国主要遵循十进制体系进行冲淡：1份原始物质（比如植物榨的汁或者粉）与9份溶液或者溶解物质（通常为酒精或乳糖）一起猛烈晃动或研磨。这样就产生了稀释产品D1（D ＝ 十进制）。制作D2就是用1份D1加上9份溶解物质猛烈摇晃。所有的冲淡级别都是按照这个体系生产的。C级冲淡的稀释比例是1∶100。LM级冲淡是轮流用1∶100和1∶500的比例冲淡，即每个冲淡级别对应两个这样的冲淡步骤，从而产生1∶50000的稀释产品。

是由小的刺激激发，由中等强度刺激促进，受强力刺激阻碍，由最强刺激终结的。这恰恰在儿童顺势疗法的疗效上得到了体现。

顺势疗法的思想基础我们自希波克拉底（Hippokrates）时代就已经知道了：疾病是人体内在平衡受到干扰的表现。塞缪尔·哈内曼（Samuel Hahnemann）也认为所有的病痛都表示我们所有的力量可能发生了改变。他从不把顺势疗法药物看作是针对某一种症状的药物，而看作是激活人体自身抵抗力的必要的辅助手段。所以，他不是治疗疾病，而是治疗生病的人。

锦囊

冲淡程度

关于顺势疗法药物的冲淡程度一直存有争议。根据我的经验：出现急性疾病，使用较低的冲淡程度（D_3～D_{12}）就可以了；而对慢性疾病可能必须使用高一点儿的D类冲淡程度或者C_{30}～C_{200}冲淡程度，以及LM冲淡程度（LM_6～LM_{18}）。冲淡程度越高，作用就越强，所以请您不要自作主张使用较高的冲淡浓度。

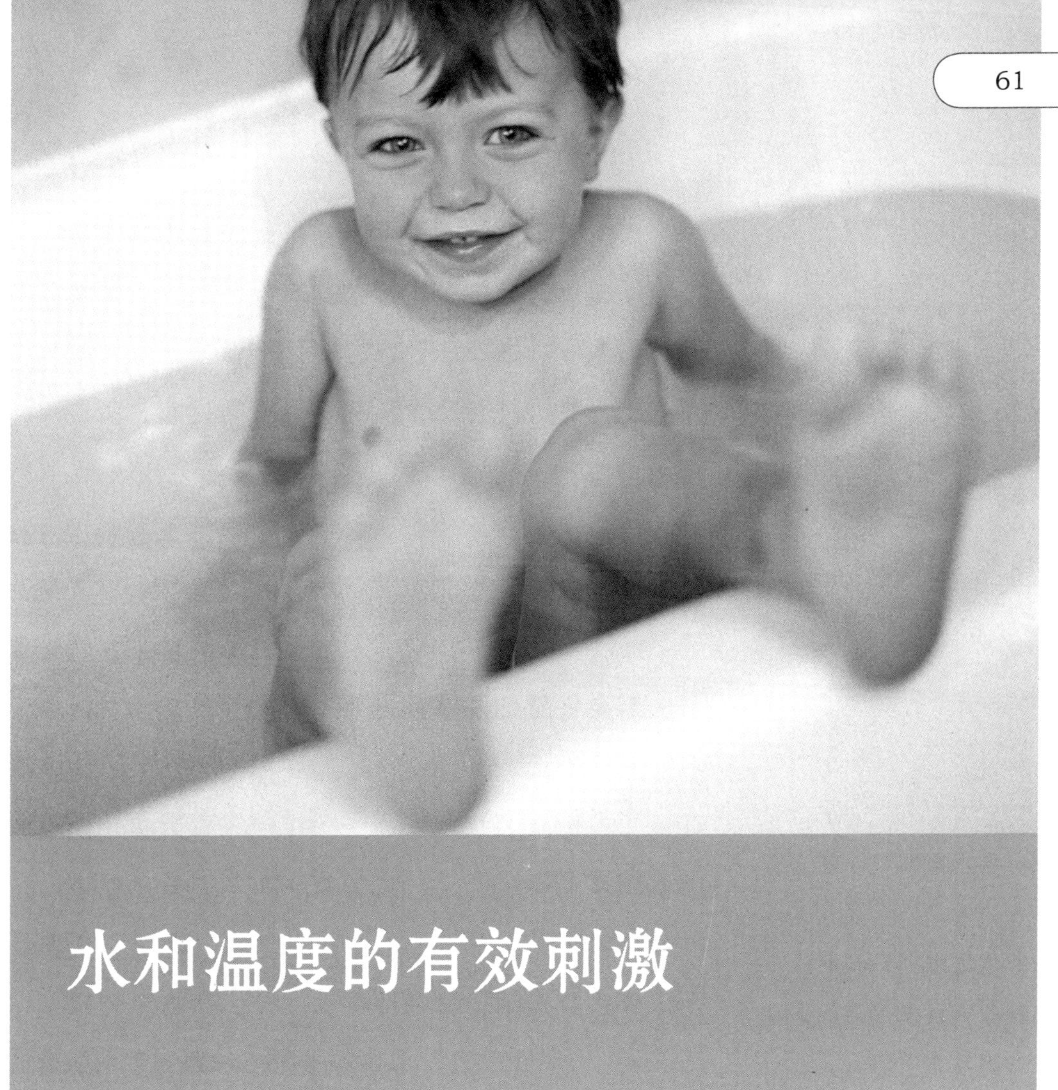

水和温度的有效刺激

不论是进行冷刺激疗法（迅速的冷水擦洗、裹敷），还是热刺激疗法（发汗浴、裹敷、吸入疗法），都是主要用水来给身体进行适度的刺激（温度刺激）。

最知名的《水疗方法指南》是由著名牧师塞巴斯蒂安·克奈普（Sebastian Kneipp，1821～1897)撰写的，其中介绍了100余种不同的水疗方法。

用水一方面可以自主治疗比较轻的疾病，另一方面可以辅助医生的处方，节省药物，这一点对孩子的身体显然是非常有好处的。

比如每天进行冷水擦洗可以预防疾病，长期保持孩子身体健康。

但是对于严重的疾病，不能也绝对不可以用这种辅助手段取代医生的治疗。

需要注意的基本问题

◆所有方法都要从容地进行，但是要迅速地操作。重要的是，孩子要在整个过程中都能真正感觉到“被照顾着”。

◆卧室或浴室要保持温暖。

◆进行每项措施之前都要让孩子排尿。在使用一些耗时较长的方法之前，比如高温浴，要通过灌肠（见本书第74页的内容）给孩子清空肠道。

◆在使用这些方法时，您一定要始终观察孩子的反应，之后还要让孩子躺在床上。

水的作用

温度刺激不仅可以引起使用这一方法的身体部位的反应，还可以反射性地作用于内部器官。而且水（不论是热水还是冷水）还能刺激神经系统。所以水除了有局部作用，还可以“重新调整”机体。

水的使用

使用冷水的方法主要有对儿童的全身或局部擦洗，以及裹敷（见本书第67页起的内容）。但是对婴幼儿使用冷水要慎重。

请您一定要注意：正感觉冷的孩子是受不了冷水

的，所以如果孩子皮肤是凉的，就坚决不要用冷水碰他。如果孩子觉得用冷水的方法很不舒服，就不要再给孩子用。

冷水擦洗

冷水擦洗对有睡眠障碍的儿童非常有效，尤其是那些受白天发生的事件影响过大，到了晚上仍然不能完全理解、淡化的孩子。身体发育不良也是使用全身冷水擦洗的适应证之一。

即便是在孩子患病发高热的情况下，也可以每天多次进行冷水擦洗。它除了有退热作用，还可以促进排汗，这无疑能缩短任何传染病的患病时间。

这种方法最好在每天睡前使用。可以在水中加一些醋或者母菊茶（配方见本书第49页），或者一汤匙盐，又或者半个没有经过化学处理的柠檬——柠檬必须在水中切成小块。

◆将一块粗毛巾浸入冷水中，迅速拧干。按照朝向心脏的方向，开始迅速擦手、胳膊、脚、腿，然后擦胸、肚子和后背（同样按照朝向心脏的方向）。这一系列动作要在几秒钟之内完成。不要让孩子感到冷，所以房间必须要暖和。

◆紧接着给孩子穿上睡衣——不必擦干身体，因为孩子身上几乎就没有湿——把他放到床上盖好被子。之后他会感到非常温暖舒适，通常很快就会睡着，并且睡得很深。

一旦孩子习惯了，他就会觉得这种方法非常舒服，会常常要求冷水擦洗。

如果孩子对全身冷水擦洗有些害怕，那么您可以给他进行局部冷水擦洗。开始时只洗手和脚，等到孩子相信这种方法了，您就可以继续推进。

重要提示：如果孩子抗拒

不论什么方法，都坚决不能在违背孩子意愿的情况下使用。如果孩子一开始拒绝，那您可以试着耐心地向孩子解释为什么需要使用这种方法。

施伦茨高温浴

高温浴被证明是非常有效的辅助治疗方法，它适用于所有伴有发热症状的疾病。高温浴的过程比较温和，可以缓慢逐渐地提高温度，甚至在孩子高热时也可以使用。

高温浴对使用了各种治疗方法仍然无法治愈的慢性鼻窦炎也有很好的疗效，但是强度要加大，也就是说要加快升温的速度。高温浴对神经质、好动的孩子有镇静和平衡作用，尤其在睡前使用效果更佳。

通过提高水温给孩子制造一种“假发热”，使孩子脉搏加快（脉搏频率升高），促进血液循环。但刚开始时，有的孩子可能会觉得不是很舒服，您要随时调整水温并注意观察孩子的状态。

◆洗浴之前要把水温调整到孩子体温的温度（用体温计测量）。您帮助孩子进入浴缸，躺下，四肢伸展，只留口鼻露在外面，后脑勺和头发也要浸入水中。小点儿的孩子，您要托着他的头，而大一点儿的孩子，可以让他躺在一个袋子上，比如干草花屑袋（见本书第

72页起的内容），或者可以躺在一个球上。

◆在接下来的30分钟里，您慢慢地往浴缸里放热水（请您从孩子脚那边放水，避免烫到孩子），把水温提高1℃～1.5℃。

◆然后在水中不断用柔软的刷子给孩子刷洗，或者用粗毛巾搓洗。之后让孩子稍微坐起来一会儿。渐渐地，孩子会放松下来，并且觉得越来越舒服。

◆因为孩子在洗浴中间会出很多汗，所以在他坐起来的间歇有必要给他喝点儿东西（比如茶）。可以给孩子喝用等量的带核野蔷薇果、椴花和锦葵制成的混合茶（按本书第46页的配制方法配制），里面还可以加上柠檬汁和蜂蜜。

◆接着让孩子在浴缸里再待大约30分钟。期间刷洗或者擦洗3～4次，并让孩子坐起来。

◆结束高温浴时，让孩子先在浴缸中坐起，然后再慢慢站起来，紧接着立刻用事先暖好的浴巾或者浴袍把孩子包裹起来，放到用热水袋暖好的床上。在这持续出汗的过程中继续让孩子喝茶。

患急性疾病时，可以反复进行高温浴。而患慢性病时就要按照疗法，每2天进行1次，或者每周进行3次高温浴。

施伦茨浴的作用原理

施伦茨高温浴治疗范围很广，“它能减少人体代谢产生的废物，并促进废物排出体外，加快组织供血，提高各种防御能力，并通过激发疾病进程，加速疾病的痊愈”。——摘自玛利亚·施伦茨的（Maria Schlenz）《施伦茨疗法》

温水全身浴

刚刚感冒时，可以进行干草花屑浴，这可以促进新陈代谢，刺激出汗，使人体“运转”起来。

◆将1满汤匙干草花屑放入1升冷水中，加热至沸腾。泡30分钟，然后过滤。把这种汤汁倒入36℃的洗澡水中。浸浴大约10分钟。

三色堇浴适用于治疗严重湿疹。

◆将1/2汤匙三色堇茎叶放入1升冷水中，加热至水沸腾。泡30分钟，然后过滤。把汤汁倒入36℃的洗澡水中。浸浴大约10分钟。

升温足浴

升温足浴可以用来预防感冒。在任何伤风感冒的初期，快要暴发流行性感冒时；所有慢性上呼吸道疾病如鼻窦炎、气管炎和支气管炎，以及急性哮喘发作时，都可以使用升温足浴。孩子脚凉的时候也可以进行一下升温足浴。孩子会觉得非常舒服，头脑清醒了，呼吸顺畅了，痰也少了。

◆升温足浴需要一个又大又高的容器——孩子的脚必须能完全放进去，水温要舒适，水量要没过脚踝。慢慢地倒入热水（一定要加倍小心），使水温升高。在大约10分钟的足浴时间内，水要保持一定的温度。

◆之后把腿和脚擦干，穿上毛袜子。

为了提高疗效，可以在水中加入2满汤匙芥子粉（见左侧小贴士）。

小贴士 **芥子粉**

黑色的芥子粉药店里就可以买到，它有很强的促进血液循环的作用。将2满汤匙芥子粉倒在药用纱布上，系成一个小袋子，吊在水中，进行浸浴。切记，敏感皮肤者不能使用此种方法。

裹敷

小腿冷水裹敷

小腿冷水裹敷是一种非常简便有效的退热方法，适合在孩子体温超过39℃，非常躁动时使用。它能使体温降低0.5℃～1℃，能减轻头部负担，使头脑昏沉、躁动和头痛等症状减轻或者消失，体温降低，头部变轻松。此方法只有在腿和脚不感到冷的时候才可以使用。

◆将一块亚麻布折叠（大小刚好能覆盖整个小腿）浸入温度与室温相同的水（水中可加少许醋）中，稍微拧一下，使其不再滴水即可。再把布抚平，包裹住孩子的小腿。（图1）

◆然后在外面再包裹上一块干的亚麻布，注意这块亚麻布必须要盖住所有湿布。（图2）

◆然后再围上一块围巾。围巾不要像亚麻布那么宽，以防止它接触到皮肤。另一个小腿按照同样方法裹敷。（图3）

◆大约20分钟后，布差不多变暖了，把它们取下，并用毛巾把腿擦干。1小时之后可以再次进行小腿裹敷。

敷布一定要紧紧地缠裹住小腿，松松垮垮的敷布是没有效果的，绑在腿上也不舒服。为了让孩子在床上仍然可以活动，您可以在敷布外面给他穿上长筒袜。

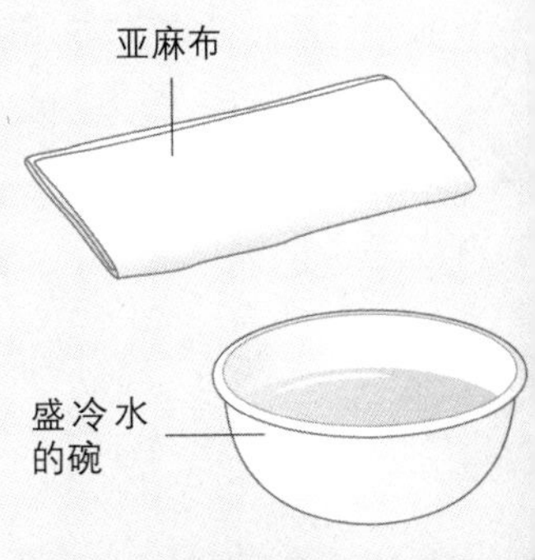

1

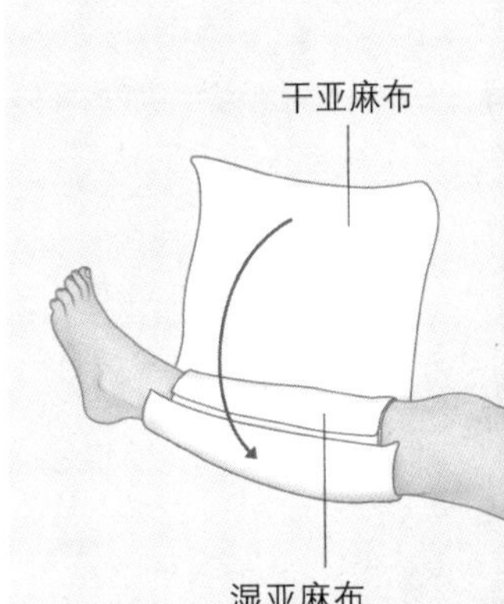

2

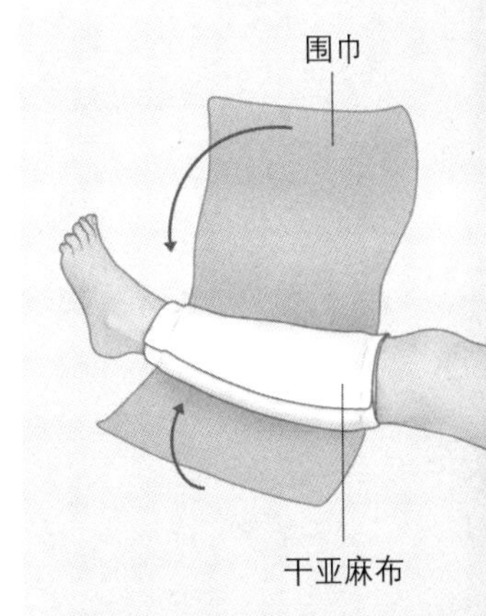

3

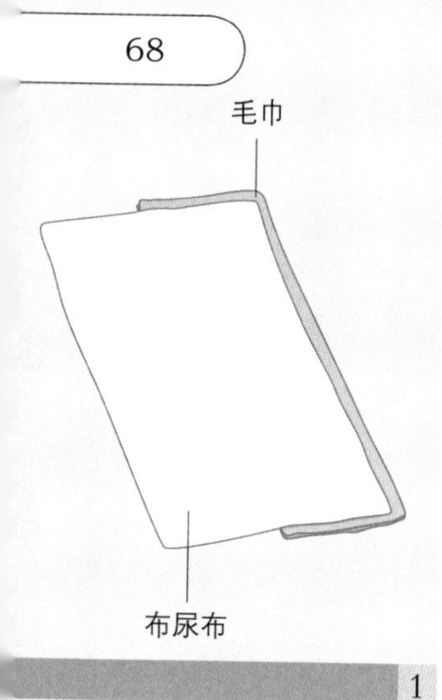

1

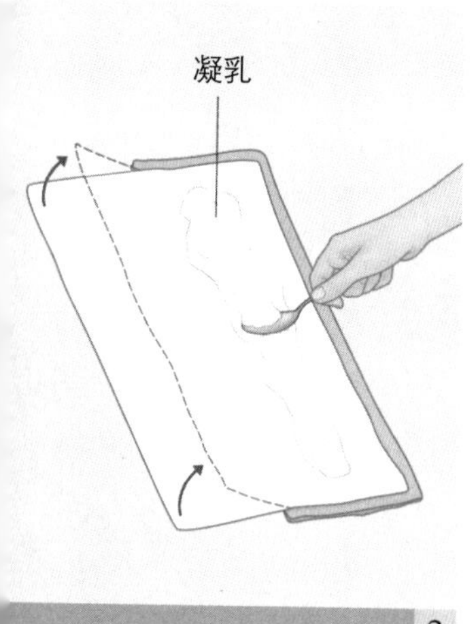

2

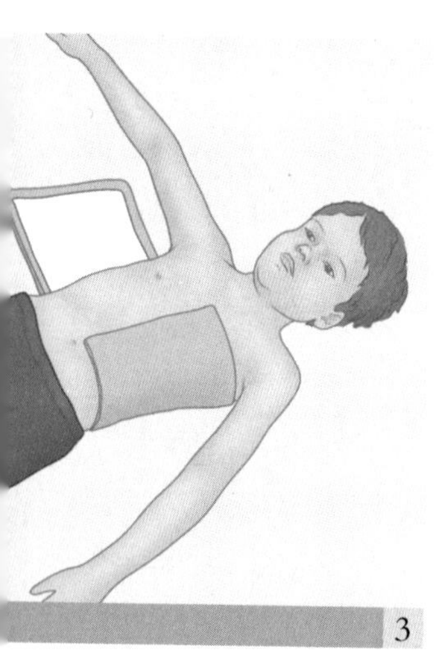
3

颈部冷水裹敷

孩子患咽峡炎（尤指扁桃体炎）、痄腮（流行性腮腺炎）和颈部淋巴结肿大时，使用颈部裹敷是很有效的。它能促进供血和加速疾病消退进程。

◆颈部裹敷与小腿裹敷的方法一样，亚麻布要纵向多折几下，也不能裹得太松。水中可以加点儿酸性黏土（1汤匙）或者盐（1茶匙盐兑250毫升水）。

◆10分钟后将敷布取下，擦干颈部，（如果孩子能受得了的话）围上丝巾或者围巾。颈部裹敷可以在1小时后重复进行。

胸部凝乳裹敷

所有的胸部裹敷方法中这一种是最有效的。它有很好的化痰和缓解支气管痉挛作用，尤其适合治疗感冒引起的支气管炎和哮喘引起的支气管痉挛。使用这一方法一般可以大幅改善孩子的睡眠，使之前欠缺的睡眠得以补充。

◆将毛巾折叠成与胸部相适的宽度（从腋窝到最下面一根肋骨），毛巾长度要大于孩子的胸围。再在上面放一个宽度为折叠后毛巾两倍的布尿布，宽出的部分集中露在一侧。（图1）

◆在尿布上抹上温度同室温，宽10厘米、厚1厘米的脱脂凝乳，长度要与孩子胸围相同，以保证这条酸带子（也就是凝乳带子）能围住孩子的胸部。然后把宽出来的尿布折到上面，盖住凝乳。（图2）

◆把孩子放到敷布上，用敷布围住孩子上半身，接头固定。（图3）

◆裹敷至少1小时。如果是晚上裹敷的，可以整晚不取下来。

胸部柠檬裹敷

柠檬裹敷更加简单，但功效几乎与凝乳裹敷相同。它能够缓解严重的支气管炎和哮喘引起的痉挛。

◆将大约10厘米宽的柔软的棉布浸入纯柠檬汁中，然后放到一块毛巾上。毛巾和棉布的长度要能围住孩子的上半身。

◆把孩子放到湿敷布上，用敷布围住孩子上半身，接头固定。此方法可以一连裹敷几小时。

土豆胸部裹敷

热土豆裹敷有很好的镇咳、化痰效果。它的操作方法与凝乳裹敷相同。注意，进行土豆裹敷时要特别小心，否则可能会烫伤孩子！

◆把毛巾折叠成与胸部相适的宽度（从腋窝到最下面一根肋骨），毛巾长度要大于孩子的胸围。再在上面放一块宽度为折叠后毛巾两倍的布尿布，尿布宽出来的部分集中露在一侧。

◆把温热的（注意不是烫的）土豆片放到尿布上，并把这些煮熟的土豆片压碎抹平。土豆泥带的尺

关于胸部和腹部裹敷的重要提示

※孩子上半身在进行裹敷前和裹敷过程中必须是温暖的。

※孩子必须安静地躺着，不能着凉。

※无论何时，孩子要是觉得敷布很不舒服或者凉了，就要立刻取下来。

寸要参照孩子的身高，一般为宽10厘米，厚25厘米。然后把尿布宽出来的部分折上去，盖住土豆。这时必须将手背放在土豆上1分钟，检验一下土豆的温度。

◆检测好温度后才能把孩子放到敷布上。用敷布和毛巾围住孩子的上半身，接头固定。请注意当孩子躺下的时候，不要把土豆压出来。

◆这种裹敷可以进行20分钟。

母菊腹部裹敷

母菊腹部裹敷有助于缓解肠胃不适，比如呕吐、腹痛和痉挛。请注意一定要在咨询医生之后才能进行腹部热敷，尤其是下腹部热敷，因为阑尾炎是不适合进行热敷的。

◆将一条羊毛围巾和一条毛巾分别纵向折叠，长度要超过孩子的胸围。

◆配制母菊茶（配制方法见本书第49页的内容），将毛巾浸入温热的茶中，用力拧干，偶尔可以把过滤出来的母菊花放到毛巾夹层中。

◆将毛巾放到羊毛围巾上，温度以孩子受得了的程度为宜（但不要过于夸张）。把孩子放到上面，将敷布裹在孩子疼痛的地方。为了增强效果，可以在上面再放一个热水袋。

◆热敷进行15分钟。1小时后可以重复进行。

如果孩子觉得被压着不舒服，那就不要使用这种方法。

肾脏部位裹敷

肾脏部位裹敷对急性肾炎有缓解作用。敷布要用问荆茶浸湿。

◆每1～2茶匙问荆茎叶用1杯热水冲泡，30分钟后过滤。

◆按照腹部热敷的方法固定在肾脏部位。

耳部洋葱裹敷

耳部洋葱裹敷对于急性耳痛非常有效。建议将此方法作为就医的急救措施，因为它可以给孩子止痛，不需要再用止痛栓。

◆把洋葱切碎，包在一块手帕中。（图1）

◆将洋葱包放在孩子疼痛的耳朵上，然后用一条围巾或发带固定。（图2）

◆可以将包裹着洋葱包的耳朵枕到热水袋上。洋葱里的有效成分随着热量集中地渗入耳朵。（图3）

◆这种裹敷最长可以进行1小时。

罨敷和湿敷

潮湿罨敷

在有些情况下，使用与体温相同的潮湿罨敷的方

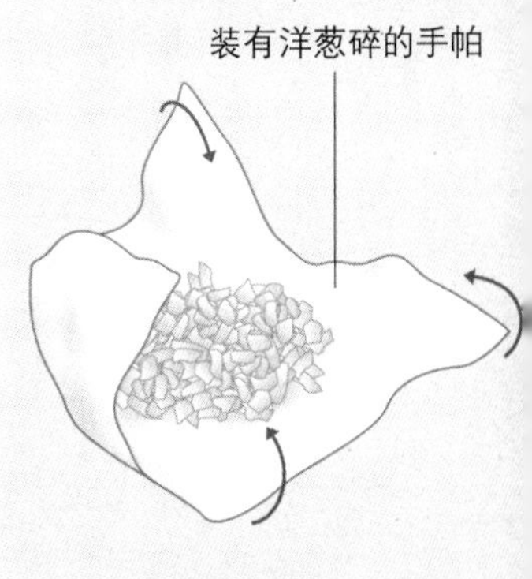

1

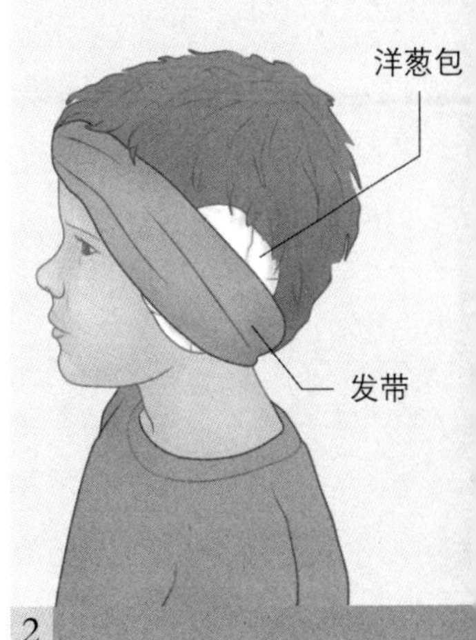

2

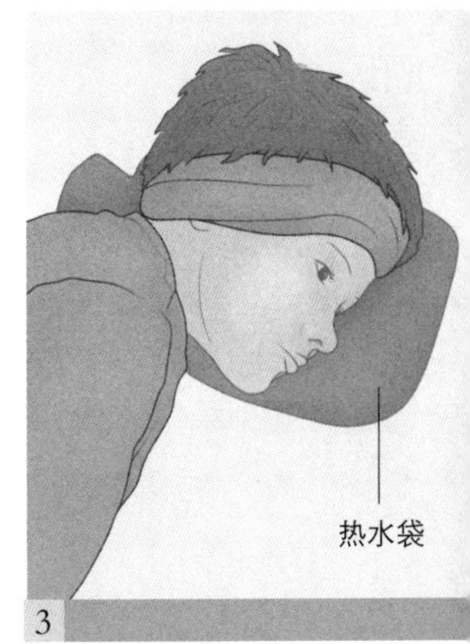

3

法比裹敷疗效更好，比如湿疹的治疗。

◆将2茶匙三色堇茎叶用500毫升开水冲泡10分钟。可以同时加入1～2汤匙栎树皮精油，它的发酵作用可以使出水的湿疹变干燥。

◆将一块亚麻布折成合适大小，浸入与体温温度一样的茶中，拧干，放到湿疹部位上。

◆这个罨敷要连续进行几小时，并且要使患部一直保持湿润。切记坚决不要用塑料薄膜覆盖患处！

罨敷的部位不能变冷，您可以用加热器或者红外线灯（与孩子保持120厘米距离）来控制温度。当皮肤温度恢复正常时就可以关掉它们。

干草花屑袋

干草花屑袋是非常有效的罨敷方法，尤其是对关节炎和肠痉挛（治疗该疾病时干草花屑袋不能太沉）。

◆根据需要治疗部位的大小缝制一个粗亚麻布袋，装上干草花屑（从药店购买）以后布袋厚度要有5～8厘米，然后将开口缝合。

◆将干草花屑袋放在一个锅中，浇上开水，浸泡15分钟。锅盖要盖好，防止有效成分挥发出去。泡好之后用力挤压袋子（最好用两块板子挤压），将水分挤掉。

◆将干草花屑袋包入一块亚麻布中，放到生病部位上。

重要提醒：干草花屑袋的温度应该大约为42℃。罨敷袋整体再用羊毛围巾围一下，让它紧贴在身上。

◆用干草花屑袋敷1～1.5小时，当然前提是它在这段时间内一直足够温热。

您也可以把干草花屑袋放到烤炉或者水蒸气中加热5～10分钟，但这之后不要挤压。

湿敷

湿敷。比如用山金车精油湿敷，对治疗青肿和扭伤非常有效。

◆将山金车精油与温水以1：9的比例稀释，将一块亚麻布浸入其中，捞出后，略微拧一下，在白天以体温温度放在受伤部位上，切记不要用塑料布覆盖。

◆敷布可以通过浇水保持湿润。

气体吸入疗法

吸入母菊蒸汽疗法适合治疗慢性流鼻涕、鼻窦炎和气管炎，并且非常有效。

◆在一个碗中放1汤匙母菊花，用1升开水冲泡，2～3分钟后就可以使用了。

◆孩子头部朝向这个散发着蒸汽的碗，开始时距离远一点儿，之后随着温度降低越来越近。为了让蒸汽保持集中，并且不会很快冷却，可以把碗和孩子的头用一块浴巾围起来。请注意，不要让孩子来回乱

小贴士　软膏罨敷

出现青肿和扭伤时，除了用湿敷,使用软膏罨敷也很有效。

※将10%的山金车软膏（Arnika-Salbe）在亚麻布上涂成厚度为1毫米的带，再放到受伤部位，用纱布带缠绕固定。

※对于受伤时可能并不在家的情况，有一种山金车伤口敷布很适合。

动，小心烫伤！

◆这个吸入疗法每天可以进行1～2次，最多连续进行3～5天。如果长期使用会有干燥效果产生。

灌肠

这种治疗方法对高热、头痛、一般的身体不适、呕吐和腹泻有非常好的疗效。高热时灌肠可以使体温降低1℃左右，头脑昏沉和躁动的症状会减轻，一般可以保证晚上的睡眠。对于发高热的情况，灌肠要比小腿裹敷更有效，而且当孩子知道了这种方法之后，往往都更喜欢使用这种方法。

您最好使用母菊茶（配制方法见本书第49页的内容）。如果要补液，就在茶水中加入一点儿盐。

◆将橡胶灌肠器（或者灌注器，见左侧小贴士）装上茶水，婴儿用量为70～100毫升，幼儿最多到250毫升，大点儿的孩子最多到500毫升。

发热和便秘时，茶水温度同室温；呕吐和腹泻时，也就是体内变干燥时，茶水要同体温。

◆先把灌肠器的尖头抹上一些软膏，再将灌肠器插入肛门，然后用力挤空球。这样液体就能进入肠道很深的地方。

◆灌肠每天最多可以进行4次。

小贴士　灌肠器与灌注器

灌肠器比较好操作，适合给婴幼儿灌肠时使用。灌注器是为大孩子和成人设计的，因为他们需要的灌注量更大（最多可达1升）。

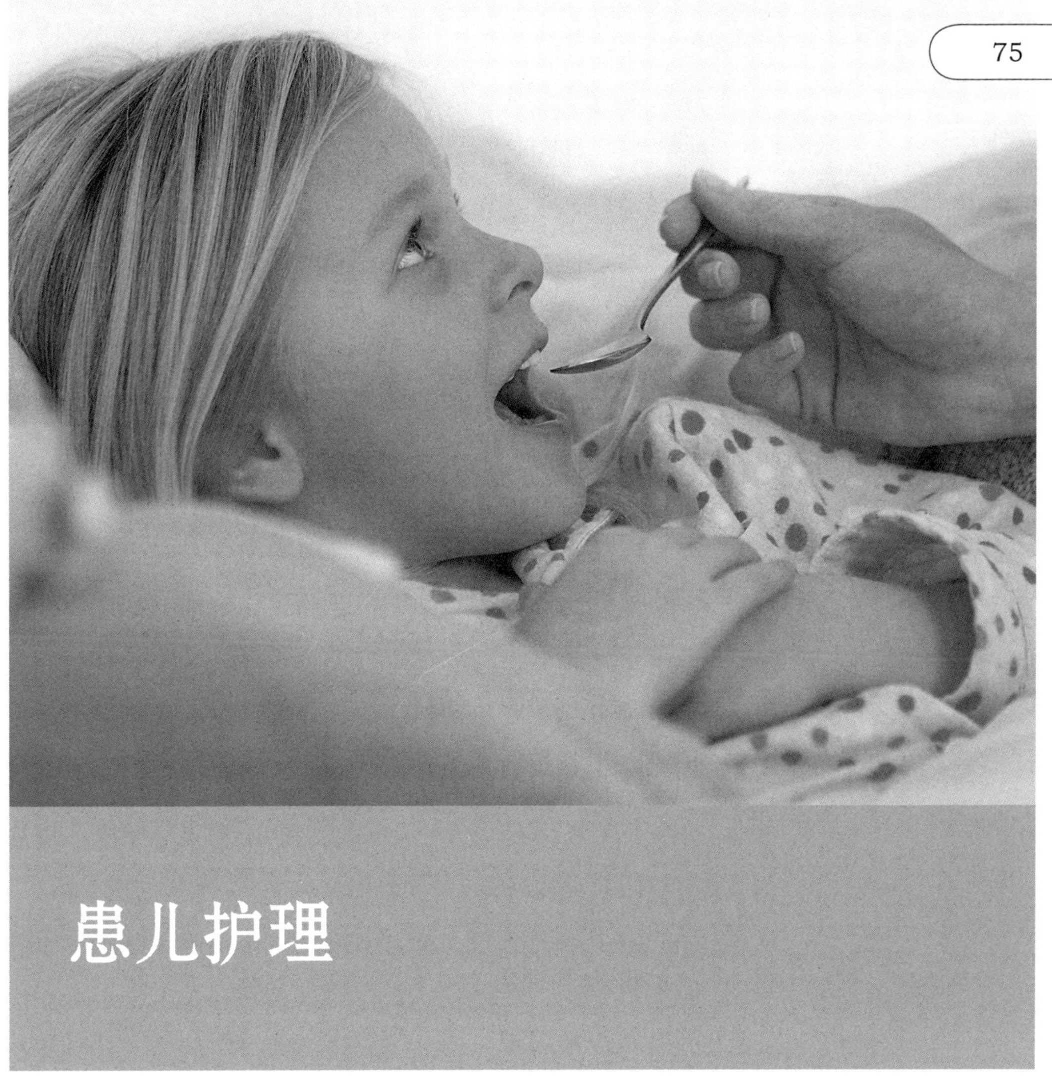

患儿护理

孩子生病时，尽管您非常担心他，但是必须注意：您越是能沉着冷静地进行护理，对孩子的帮助就越大。您对孩子的爱不能表现为非常夸张和矫揉造作的溺爱，那是有害而无益的。您要客观地去关注孩子，不要太消沉，否则对孩子的健康是没有好处的。

如果在孩子身边谈论他的病情，请不要窃窃私语。您或者用平时说话的音量，或者可以去别的房间谈。您最好在孩子接受检查前或者检查后与医生谈论您观察到的一些情况，但不要当着孩子的面说。

孩子如果得了急性疾病，发着高热，常常“魂不守舍”，那么他周围的环境一定要尽可能安静，因为孩子在这种状态下会比平时更容易受到惊吓和更易激动。显然，我们必须要非常爱怜地、耐心地接受孩子此时的一些反常表现，如攻击性行为、神经质，以及提出一些不同寻常的愿望，因为所有这些都是生病的表现。

患儿的房间要保证温暖，但感觉舒适就可以了，不要过热。此外，还要经常给房间通风，每次至少5分钟。新鲜空气可以加速患儿的康复过程。

疾病的高峰一过去，孩子就会恢复活力。之后，孩子痊愈的时间是否能缩短就要看您的技巧了。一般的情况是：慢慢来，才会更快好。所以，不要让孩子太早起床，吃饭要节制。此时还不适合吃油腻的食物。连续几天发热对肠胃的影响比禁食疗法还要厉害。所以在痊愈过程中，必须小心地一点点恢复饮食。

小贴士 家用药箱

所有指定的顺势疗法药物(购买时请明确指定冲淡比例，比如D6、D12)，如复方制剂、组合制剂、油、软膏、单种药茶、成品茶、混合茶等，以及治疗所需的所有小工具都可以在药店买到。还有一种非常便捷，而且物美价廉的“顺势疗法袖珍药箱”也有销售，里面装有针对紧急情况的顺势疗法药物（见本书折页部分的内容）。（这里提到的药物，有的在国内不容易买到，可在咨询医生后，配备适合自己孩子的家用药箱。——译者注）

讲故事时间

请不要用听广播或者看电视来排解孩子的无聊。现在的时间非常适合讲故事或者朗读童话。让您的孩子在休养身体的这段时间肆意地发挥他的想象力吧，您会有意想不到的收获。

比如，有一次，我探访一个生病的“可怜的”4岁男孩。他的父母非常富有，给他买了很多玩具，他甚至有一个专门放玩具火车的房间。我把我检查他喉咙用的木质压舌板留给了他。第二天，他的保姆告诉我，从那以后那个男孩就只玩这个压舌板了，它一会儿是一艘船，一会儿是一把宝剑，一会儿又变成许多其他的东西。这个简单的小东西成了孩子唯一的玩具，因为它可以让孩子自由发挥他的想象力。

什么时候可以进行自主治疗

下面的阐述是针对本书中提到的所有婴幼儿疾病，其可以作为行为准则，帮助家长确定在哪些情况下可以自主使用遵循自然规律的治疗方法。

◆在孩子没有生病时，改善孩子的抵抗力低下、易过敏、淋巴体质、易长息肉等情况。

◆在医生诊断之前作为所有疾病的急救措施。

◆孩子生病后，在医生同意的前提下，作为对医生治疗的辅助手段。

◆当孩子在一些小事故中受轻伤时；不严重的伤风感冒刚刚开始时，例如急性流涕；轻度睡眠障碍时；消化不良时；等等。

◆另外，在一时找不到医生的情况下，作为急救措施使用。

自主治疗的目标

我想请您回忆一下我对“疾病”这个概念（见本书第2页的内容）的解释，你就会知道，抑制疾病、清除病菌并不是我们治疗的意义。我们把疾病看作是整个身体的危机，它是人体发育的必要阶段。我们借助治疗保护措施试着帮助身体战胜这个阶段，同时加强人体整体的健康发育。所以这个疗法的目标不是战胜病原体，而是使机体合理地适应这些“有益的”和“有害的”微生物。

重要提示

自主治疗只能用于：

※预防疾病

※辅助治疗疾病

※治疗轻伤病

※紧急情况下作为紧急措施和急救措施

生病的孩子需要：

※安静，包括父母内心的平静

※温暖

※用来止渴的茶

※少量食物

痊愈中的孩子需要：

※安静和关注

※温暖和新鲜空气

※循序渐进的康复期（痊愈）

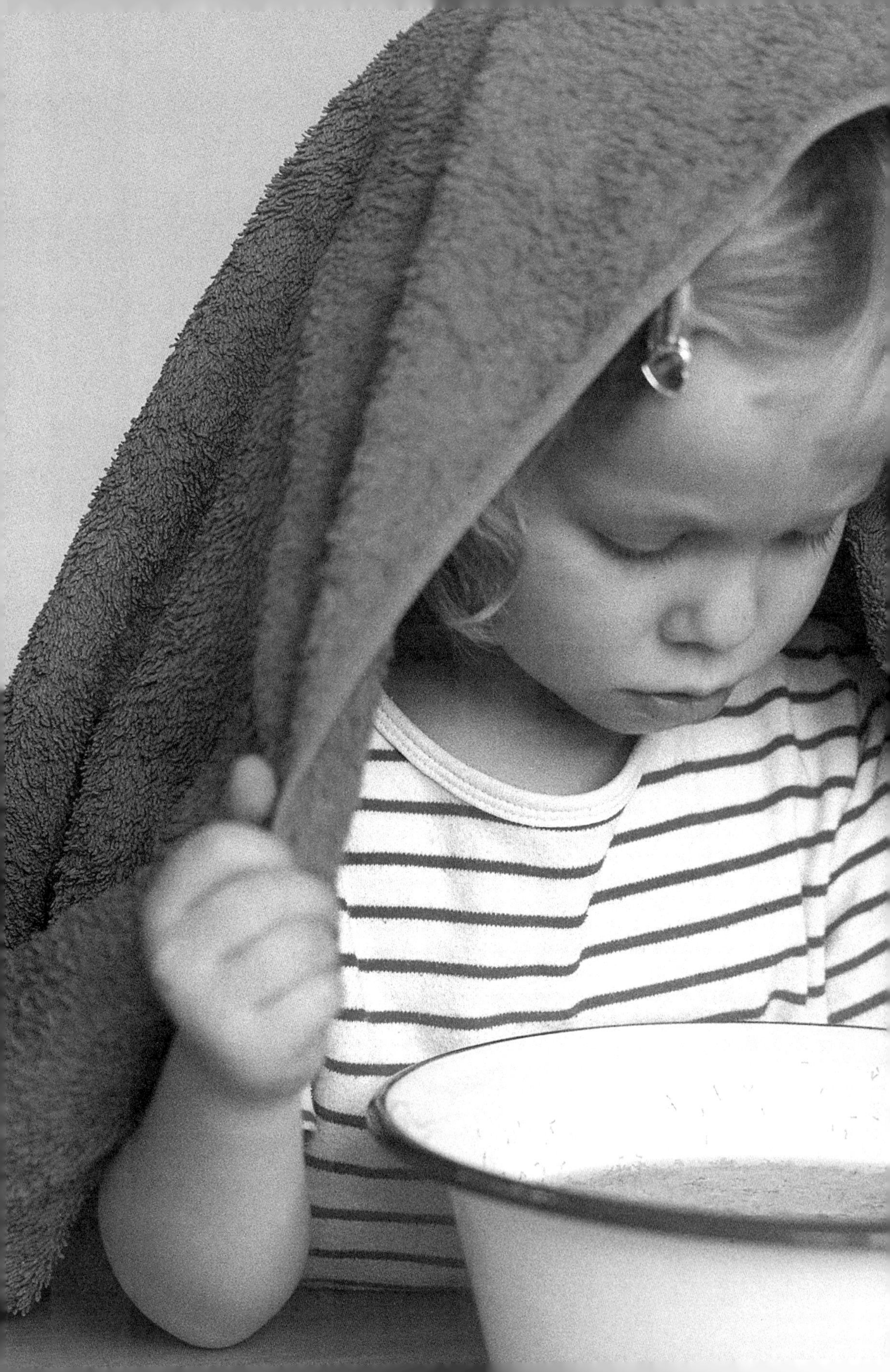

实践二：疾病自然疗法

一年又一年，随着时间的推移，孩子会经历许多疾病。在这里您将了解到婴幼儿最常见疾病的症状和相应的治疗手段。

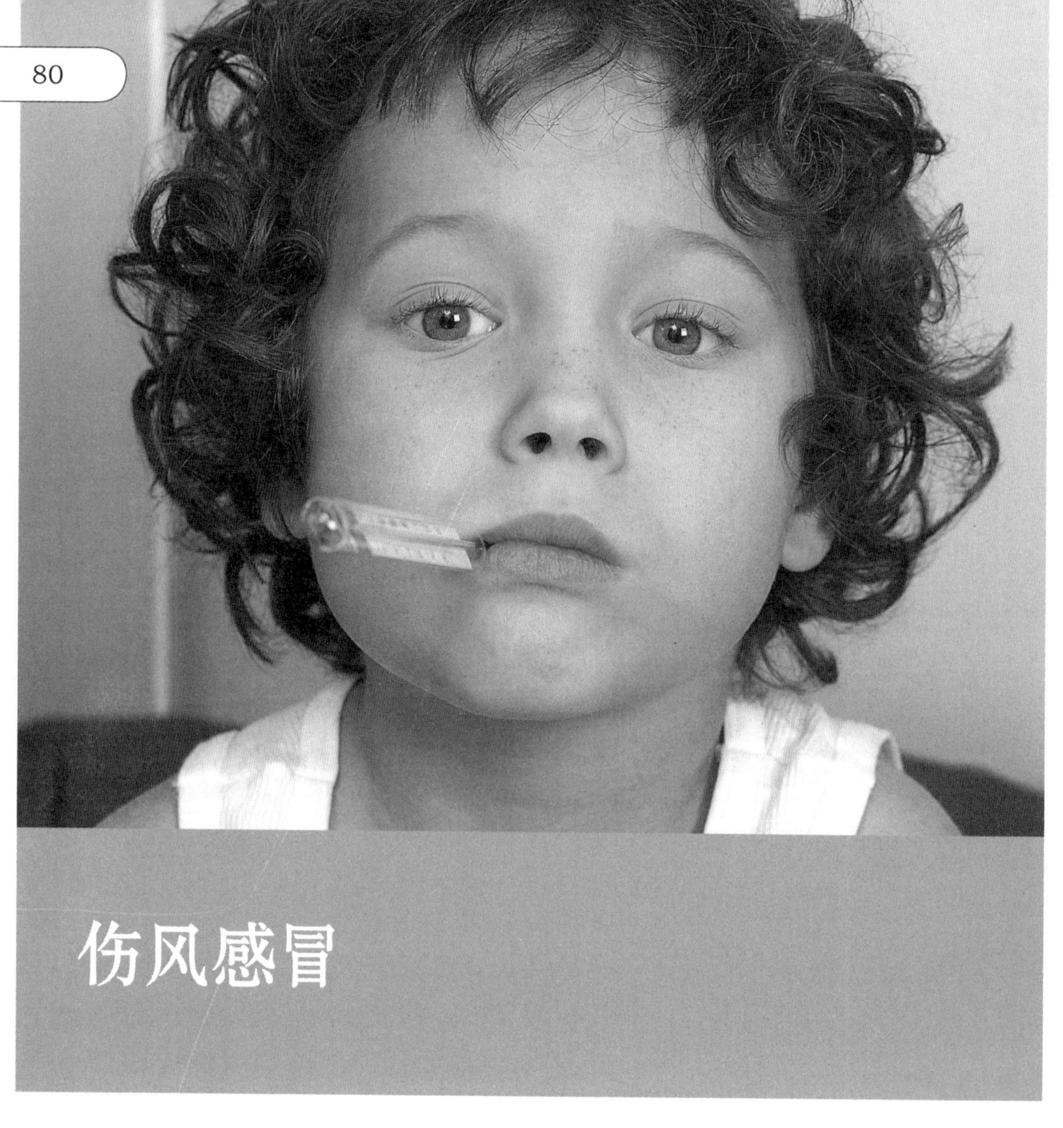

伤风感冒

有两项措施，对孩子身体所经受的任何一种疾病过程都有积极影响，尤其是对伴有发热的急性感冒特别有效，那就是安静和温暖。另外，减少食物摄入和饮用相应的药茶，对疾病也有好的作用。

如果使用了这些方法后，有时为了减轻新陈代谢负担，又用了肠道清洁（见本书第74页的内容）方法，那么您在传染病治疗方面离成功就越来越近了。

伴有发热的急性伤风感冒

最早最明显的感冒征兆往往是发热。哪种药物适合用于紧急治疗，要视症状而定。有关发热功效的重要内容请阅读本书第39页起的内容。

退热之后，还要继续服药3天，每天服用3次。

高热

◆乌头D6（Aconitume D6）——适用于突然发热，由干冷的风、突然霜降引起的伤风感冒；孩子变得非常胆小、心神不宁，皮肤苍白或者发红，并且很干；尽管体温很高，孩子却瑟瑟发抖，并且想要喝大量冷水（乌头是一种冬季药物）。如果突然大量出汗，乌头就没有作用了。

将50粒或者50滴药放入一杯水中，每15分钟喝一口。

◆颠茄 D6（Belladonna D6）——适用于猛烈、突然的发热。这种发热通常出现在晚上，孩子的脸又红又热，脚很凉，大量出汗，使孩子显得

锦囊

当您没有把握时

刚开始的时候，碰到伤风感冒，您常常会面临需要辨别症状，选择正确的顺势疗法药物的问题。在这种情况下，有些很好的用多种单品药剂制成的组合制剂可以使用，例如：

复方磷酸铁（Ferrum phosphoricum comp.），药丸，适合在刚刚感冒时使用。按1小时间隔，与复方冰草（Agropyron comp.）交替使用，疗效非常好。

复方冰草（Agropyron comp.），药丸，适用于容易诱发额窦炎的流感。

复方钩吻（Gelsemium comp.），药丸，适用于严重的神经痛（头痛）。

尼苏伦（Nisylen），片剂，适用于伴有支气管炎的感冒。

※服药剂量根据年龄确定，详情见药物附带的说明书。

（上述制剂国内不易买到，可咨询医生，选择适合的替代制剂。——译者注）

“热气腾腾”的，易激动，有攻击性行为，出现高热性谵妄（注：由于里热过盛或痰火内扰等原因，导致意识模糊、胡言乱语、有错觉幻觉、情绪失常，或兴奋激动等症状），对触摸和振动过分敏感（如不喜欢使用裹敷疗法），不渴。颠茄也很适合于治疗炎热的一天过后，或者长途旅行之后突然出现的发热。（此种方法要在医生认可后方可使用。——译者注）

将50粒或者50滴药放入1杯水中，每15～30分钟喝一口。

◆磷酸铁 D6（Ferrum phosphoricum D6）——适用于逐渐升温的发热；平时脸色苍白，但在发热阶段脸色发生变化的孩子；发热时，孩子很怕冷，并且会很安静地躺在床上，因为这时通常会立刻出现干咳并伴有疼痛，而运动会加重疼痛；多数情况下会出现耳朵疼痛。（如有耳痛，应尽快就医。——译者注）

每小时服1片或5粒。

缓慢升温，比较温和的发热

如果发热时，孩子的体温在38℃～38.5℃之间摇摆，那么您可以试着用下面这几种药。

◆贯叶泽兰D6（Eupatorium perfoliatum D6）——适应证：早上比晚上烧得厉害，同时四肢无力，眼睛疲劳，并且在早上对疼痛的敏感度更强烈；流鼻涕和咳嗽的症状总是同时出现，另外还想喝冷饮；常常呕吐，呕吐之后会感觉舒服一些。

1杯水中放50粒药，每半小时喝一口。

◆钩吻 D6（Gelsemium D6）——适应证：孩子明显地表现出头脑昏沉，非常想睡觉，关节疼，瑟瑟发抖，浑身乏力，不渴；所有的症状下午都会加重；温暖的环境会让他觉得不舒服（钩吻更多的是作为夏季药物使用，冬天时只用于融雪期或者霜冻期过后的燥热风天气）。

在少量水（一口的量）中放入5粒药，每隔2小时服用1次。

小贴士　其他治疗发热的方法

除服药之外，您还可以给孩子进行冷水擦洗或者温水浴（见本书第63页起的内容），并给他喝退热茶（见本书第50页起的内容）。孩子体温超过39℃时可以进行小腿裹敷（见本书第67页起的内容）或灌肠（见本书第74页起的内容）来降温。

流鼻涕

这种让人难受的疾病在婴儿期就可能出现，它能严重影响人的总体健康状况。而且它还有继续恶化的风险，可能引起伴有发热的支气管炎。如果伴随流鼻涕又出现了发热症状，那就按照伴有发热的伤风感冒的方法进行治疗（见本书第81页起的内容）。

流鼻涕可以很快扩展到咳嗽、支气管炎或者鼻窦炎。所以，如果孩子出现流鼻涕的情况，您绝对不能掉以轻心。

局部治疗措施

我要郑重地告诉您，虽然滴鼻药水能很快起到消肿作用，但是经常使用它容易造成鼻黏膜退化，而这可能会引起慢性鼻窦炎，所以您要慎重使用它。孩子出现鼻塞时可以使用母菊茶来替代滴鼻药水。

◆您可以冲泡少量但是很浓的母菊茶：用1/4杯开水冲泡1满茶匙母菊花，5分钟后过滤。然后在仍然很热的茶水中尽可能多地溶解糖。

◆茶水冷却之后，您用滴管滴几滴这种溶液到孩子的鼻子里。此方法适合在给婴儿喂奶前使用，这可以使他吃奶容易些。

有一种很温和的鼻香膏（Nasenbalsam）也很有效。

如果孩子长期流鼻涕，用母菊蒸汽吸入疗法治疗往往很有效。每天需要进行1～2次（见本书第73页起的内容）。

小贴士 增强抵抗力

如果您的孩子容易感冒，您可以用紫锥花（Echinacea）增强他的抵抗力，服药剂量和使用方法请见本书第55页的内容。我还推荐使用一般的增强免疫力的方法（见本书第24页起的内容）。

顺势疗法药物

◆丝瓜D6（Luffa D6）——适用于任何流鼻涕症状的开始阶段。

每日5次，每次5粒。

◆接骨木D3（Sambucus D3）——适用于鼻塞，尤其是夜间鼻塞。

三餐时服用，每次3～5粒。对于母乳喂养的婴儿，可以挤点儿母乳到勺子里喂服。

◆洋葱D6(Allium cepa D6）——适用于流鼻涕，且多数鼻腔分泌物呈水样的情况；频繁打喷嚏，鼻孔发红的情况。

每日5次，每次5粒。

◆硫酸钠D6（Natrium sulfuricum D6）——适用于鼻腔分泌物呈黄绿色的情况。

每日5次，每次5粒。

巴赫花软膏（Bach-Blüten-Salbe）

◆巴赫博士（Dr. Bach）认为巴赫花软膏对慢性流鼻涕有非常好的疗效，尤其对于婴幼儿。它由多种不同草类、灌木和树木的新鲜花朵制成。这种软膏在药店有售。

◆每日涂抹2次，从鼻根开始涂抹至鼻子上方，然后再涂鼻子两侧，还有两个面颊。

窦炎

如果孩子容易出现窦炎（Sinusitis，尤指鼻窦炎），或者普通的流鼻涕总也不痊愈时，下列药物比较有效。

局部治疗措施

效果最好的方法——冲洗鼻腔。

◆将少许盐（海盐或埃姆泽牌的盐）溶解在一杯温水中，滴入几滴金盏花精油，也可以再加点儿芦荟酊剂（Schwedenkräuter）。

◆用力把液体吸入鼻腔，使液体到达咽部。每天进行1～2次。

开始时孩子可能会出现干呕或者呻吟，但不久他就会非常熟练。由于这种方法非常有效，所以孩子一定会自觉定期使用。这种方法比母菊蒸汽吸入疗法效果更好（见本书第73页起的内容）。另外，埃姆泽鼻腔冲洗水也很有效。

除此之外您还可以将鼻药膏挤到鼻子里：用小檗和黑刺李制成的小檗—李子药膏（Berberis/Prunus Salbe），或者用鼻香膏（Nasenbalsam）。

您也可以使用复方摩洛哥大戟胶树脂鼻子喷雾器（Euphorbium comp. Nasenspray），它作用温和，能消肿，减轻呼吸负担。

不论是急性还是慢性鼻窦炎都推荐进行高温浴（见本书第64页起的内容）。对于慢性鼻窦炎，也可以每天进行升温足浴，水中要添加芥子粉（见本书第66页的内容）。

请注意保证孩子的脚一直是温暖的，如果孩子脚凉的话，炎症是不能痊愈的。

小贴士 避免氯水

鼻窦炎可能引发慢性流鼻涕和咳嗽，目前这种病在儿童中比较多见。此病主要是由于冬天在用氯处理过的水中游泳，相应的黏膜受到损害而造成的。所以如果孩子体质较弱，最好不要到游泳池游泳。

顺势疗法药物

◆朱砂D6（Cinnabaris D6）——尤其适用于出现额窦炎，并且分泌物比较黏稠含脓的情况。

每日5次，每次1～2片。

◆迈尔库尤斯·必尤达图斯D4（Mercurius bijodatus D4）——适用于疼痛主要在上颌窦部位时。

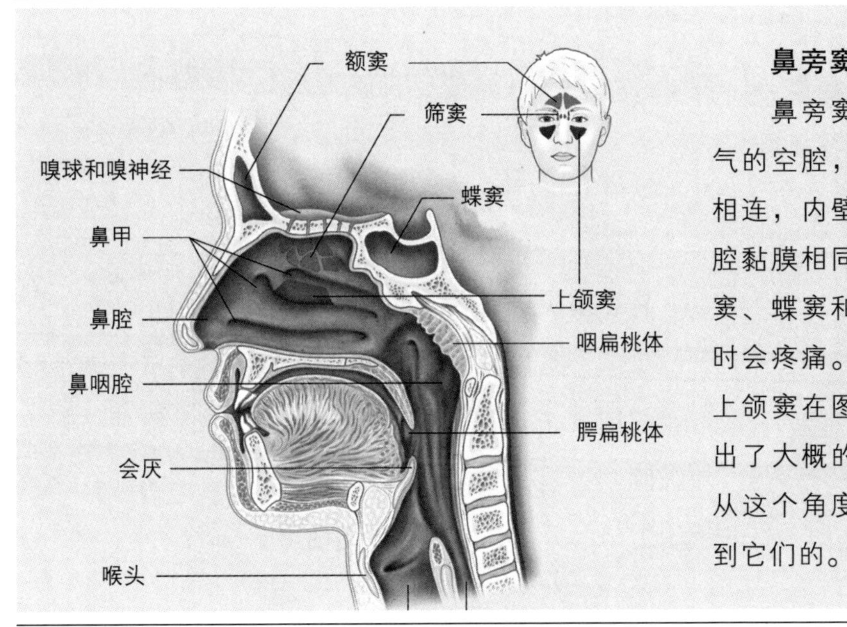

鼻旁窦

鼻旁窦是颅骨内含气的空腔，它们与鼻腔相连，内壁的黏膜与鼻腔黏膜相同。额窦、筛窦、蝶窦和上颌窦发炎时会疼痛。另外筛窦和上颌窦在图片中只是标出了大概的位置，因为从这个角度其实是看不到它们的。

每日5次，每次1片。

◆重铬酸钾D6（Kalium bichromicum D6）——适用于分泌物黏稠拉丝的情况。

每日5次，每次5粒。

◆重铬酸钾D12（Kalium bichromicum D12）——如果您很清楚孩子每次感冒最终都会引起窦炎，那您从孩子感冒开始时就给他服用此药。

每日1次，每次5粒。

还有一些复方制剂可以服用。

◆新那巴瑞斯·派恩塔坎（Cinnabaris Pentarkan）或者辛弗黄塔尔（Sinfrontal）。

每日5次，每次2片。

◆窦炎平N（Sinuselect N）——适合大点儿的孩子。

每日5次，每次7～10滴。

易患窦炎的孩子

在孩子身体健康时，给他清洗鼻腔（见本书第85页起的内容）。用仙璐贝（Sinupret）促使其黏膜更加强健。这是一种本草合剂，对所有的黏膜都有疗效（使用剂量见药品附带的说明书）。

咳嗽和支气管炎

如果您的孩子咳嗽并伴有发热，那么您就给他服用本书第81页起介绍的药物。如果他并不发热，那用乳脂、凝乳或者土豆进行胸部裹敷（从本书第68页起的内容）就能缓解；也推荐进行高温浴（见本书第64页起的内容）。另外，孩子还可以饮用下面列举的药茶中的一种，并服用本书第89页起列举的顺势疗法药物。

止咳茶

配方和制作方法见下面的表格。

◆咳嗽时，使用配方一。白天按照一定的时间间隔，饮用3杯温热的茶水，并要小口饮用。

◆支气管炎伴有发热时，使用配方二。白天按照一定的时间间隔，饮用3杯温热的茶水，并要小口饮用。

◆刺激性咳嗽，使用配方三。每日饮用2～3次，每次1杯。

止咳药茶配方		
药茶	药用植物材料（干品；单位：克）	制作方法
配方一（咳嗽）	款冬叶20，茴香果实10，百里香茎叶20	方法一
配方二（支气管炎，伴有发热）	款冬叶20，茴香果实10，百里香茎叶20，接骨木花10，椴花10	方法一
配方三（刺激性咳嗽）	茴芹果10，蜀葵根10，接骨木花10，黑刺李30	方法二
制作方法一	将2茶匙混合茶用250毫升开水冲泡，大约10分钟后过滤。	
制作方法二	将1茶匙混合茶用250毫升开水冲泡，大约5分钟后过滤。	

顺势疗法药物

◆牛皮叶肺草D8（Sticta pulmonaria D8）——适用于刚刚开始的咳嗽和流鼻涕。

每日3次，每次10粒。

◆泻根D6（Bryonia D6）——适用于干咳疼痛，如孩子咳嗽时会由于疼痛护住胸口。

每日5次，每次5粒。

◆塔塔鲁斯·斯蒂比阿图斯D4（Tartarus stibiatus D4）——适用于咳嗽、有啰音、痰浓。

每日5次，每次少许或5粒。

◆酸模D6（Rumex D6）——适应证：咳嗽几乎持续不断，夜晚情况加重，咽壁深处有痰液带。

每小时5粒。

◆亚砷酸铜 D8（Cuprum arsenicosum D8）——适应证：长时间咳嗽和长时间不咳嗽交替出现，晚间情况加重。

每2小时服用5粒。

◆陨铁丸（陨铁、磷、石英）【Meteoreisen Globuli（Meteoreisen/Phosphor/Quarz）】——适用于冬天容易反复咳嗽（肺部容易感染）的儿童。这是非常好的预防药物，也就是说它具有一定的免疫性。

3～5岁的儿童根据年龄不同每次服用7～10粒，每日1次，上午服用。

小贴士　预防咳嗽变应性哮喘

如果孩子容易得咳嗽变应性哮喘，您就在9月初（多雾的秋季容易导致此病发作）给孩子服用海绵D12（Spongia D12）、酸模D12（Rumex D12）和乌头 D12（Aconitume D12）。

※每日1次，每次5粒。海绵D12早上服用，酸模D12中午服用，乌头D12 晚上服用。

咳嗽变应性哮喘

猛烈急促，并伴有呼吸困难的干咳叫作咳嗽变应性哮喘，它往往会突然出现在夜里。

如果是急性发作，您就给孩子服用海绵D6（Spongia D6）、酸模D6（Rumex D6）、黑接骨木D6（Sambucus nigra D6）和蜂D6（Apis D6）。

◆交替服用，每隔5分钟服用5粒。

症状减轻之后就延长服药间隔，也就是说不要再每隔5分钟服药，而是间隔10分钟、20分钟，以此类推。同时在室内蒸发母菊茶（配方见本书第49页的内容）。

多数情况下通过这种治疗方法就可以避免使用肾上腺皮质激素（Cortison，可的松）。但是如果症状比较严重，您也不要因为医生开出肾上腺皮质激素栓（Rectodelt，强的松）而害怕。

急性耳炎

耳部感染通常会突然发作，也可由感冒引起，紧急治疗措施是：

1. 洋葱裹敷，加上热水袋（见本书第71页的内容）。裹敷要进行大约半小时。

2. 用滴耳剂，如乌头滴剂（Aconit Ohrentropfen），每日3次，每次每只耳朵滴3滴。还可以滴2～3滴柠檬汁。

3. 对于外行人来说，针对这种疾病选择正确的单种顺势疗法药物比较困难，所以可以同时服用下面三种药物：

◆复方硅剂（Silicea comp.）和蜂/欧当归Ⅱ（Apis/Levisticum Ⅱ）：每次7粒，间隔1小时，交替服用。

重要提示：严重耳疼一定要去医院

如果您的孩子尤其是婴儿出现耳朵疼的症状，特别是还伴有发热时，就一定要带他去医院，因为有产生并发症的危险。

◆磷酸铁 D6（Ferrum phosphoricum D6）：每小时5粒或1片。

扁桃腺炎

患上严重扁桃腺炎的孩子常常在吞咽东西时咽部并没有疼痛感，可肚子却疼，有时还会食欲不振。而让人困惑的是孩子的症状又不总是这样。所以，每次您的孩子有什么不适，而您又找不到病因时，一定要检查一下他的喉咙。

您要一直让孩子用鼠尾草茶（见本书第50页的内容）或者母菊花茶（见本书第49页的内容）漱口。

如果孩子没有坚决拒绝的话，给他做一个颈部裹敷：每小时做10分钟，水里面要加上盐（见本书第68页的内容）。

顺势疗法药物

◆颠茄D6（Belladonna D6）——适应证：扁桃腺发炎，没有舌苔，多数情况下孩子会发高热，扁桃腺非常红。

1杯水中加入50滴，每15分钟喝1口。

◆稀释汞D6（Mercurius solubilis D6）——适应证：扁桃腺炎，有舌苔，扁桃腺上有点状脓包，孩子嘴里出现难闻的口臭（此种方法要在医生认可后方可使用。——译者注）。

每小时1片。

◆复方朱砂（Zinnober comp.）——这种复方药（需凭处方购买）效果很好，适合病因不明时使用。

将一大撮药放入鼠尾草茶中，每小时漱口1次，漱口后将茶水吞下。

◆阿皮斯/白拉多纳·库姆·墨丘利奥（Apis/Belladonna cum Mercurio）——这种药可以作为复方朱砂的替代选择。

根据孩子的年龄每次服用3～7粒，开始时间隔半小时，然后1小时，好转之后每日5次。

◆阿格努斯·卡斯图斯·N·欧利够普莱克斯（Agnus castus N Oligoplex）——颈部同时出现淋巴腺肿大症状时，额外服用。

每日5次，每次7～10滴。

◆复方饭匙倩（Lachesis comp.）——适应证：容易反复出现扁桃腺炎，或者痊愈过程缓慢。

每日5次，每次5～7粒。

重要提示：查明病因

扁桃腺炎一般都是由病毒引起的，对此抗生素是没有作用的。如果孩子扁桃腺上有苔，并且有难闻的口臭，吞咽时咽部疼痛，那一定是病菌（通常是链球菌）引起的。这有可能但并不一定是猩红热（见本书第101页的内容），这时找医生查清楚是很有必要的。

扁桃体、腺样体肥大

腭扁桃体，尤其是咽扁桃体肥大也被称为“腺样体肥大”，它可能会导致孩子总是（在夜间也是）张着嘴呼吸。这常常可能会引起打鼾、慢性流鼻涕、中耳炎、中耳积液并伴有听力减弱等并发症。通常情况下这都与体质有关，治疗起来需要很长时间。

我并不认为腺样体肥大或者变大的扁桃腺全都需要手术切除。但是如果您的自主治疗没有什么效果，而且症状又对孩子有很大妨碍，比如经常感冒等，那就应该进行外科手术。

有效措施

晚上进行冷水擦洗（见本书第63页起的内容），早上用盐水冲洗鼻腔（见本书第85页起的内容）。

还有一种方法也很有效，将鼠尾草精油与橄榄油（从药店购买）以1：9的比例混合进行涂抹。

◆每周给孩子涂抹3次，要早上涂抹。用少量混合油从颈部开始向下涂抹，胳膊和腿也要涂。坚持3～5个月就基本不需要做手术了。

健康饮食非常重要，要多吃蔬菜、水果和全麦食品；要减少糖和精面食品的摄入，不要喝汽水和增加了甜度的果汁。在可能的情况下推荐您使用共生控制疗法（见本书第33页的内容）。

小贴士：增强免疫系统

如果您的孩子常常生病，也就是抵抗力低下，容易感染慢性疾病，那么您就要同时给他服用这里列出的药物。另外，您还要给他进行冷水擦洗、冲洗鼻腔和茶疗（见右侧内容）。

顺势疗法药物

成功的药物治疗常常是有细微差别的，需要仔细观察。

◆碘化钡D12（Barium jodatum D12）——适用于身体瘦弱胃口却很好的孩子。

每日1次，每次5粒，晚上服用。

◆碘化钙D12（Calcium jodatum D12）——适用于身体瘦弱，胃口很好，又非常容易被传染上流鼻涕的孩子。

每日1次，每次5粒，晚上服用。

◆磷酸钙D12（Calcium phosphoricum D12）——适用于身体瘦弱，胃口不好，容易紧张不安、腹痛和头痛的孩子。

每日1次，每次5粒，早餐之前服用。

◆碳酸钡D12（Barium carbonicum D12）——适合矮胖笨拙，腺体较弱的孩子。

每日1次，每次5粒，晚上服用。

◆碳酸钙D12（Calcium carbonicum D12）——适合肥胖、汗多，尤其是夜间头部爱出汗，以及发育迟缓的儿童。

每日1次，每次5粒，晚上服用。

可以额外补充服用的药物

◆白英D12（Dulcamara D12）——适用于：对潮湿比较敏感，并且容易得黏膜炎的孩子。

每日1次，每次5粒，晚上服用。

◆硫酸钠D12（Natrium sulfuricum D12）——适用于对潮湿比较敏感，并且容易患哮喘的孩子。

每日1次，每次5粒。

◆问荆硅剂D2（Equisetum arvense Silicea cultum

D2）——对于容易出现黏膜炎和耳部炎症的孩子非常有效。

每日3次，每次5滴，至少坚持服用3个月时间。

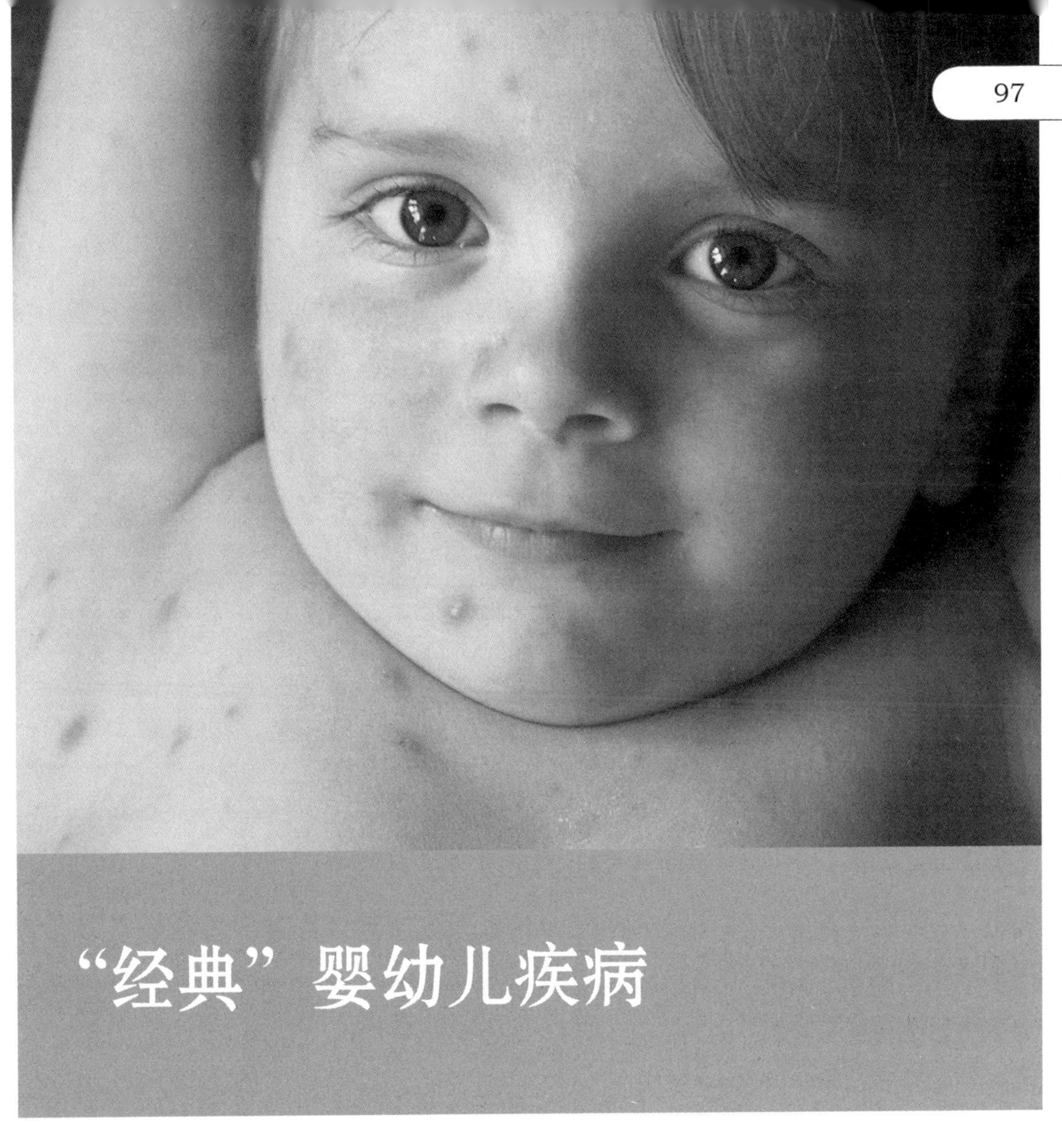

“经典”婴幼儿疾病

孩子生病时，除了注意他的身体发育，对其精神和心理的发展予以关注也是非常必要的。如果孩子这些方面发育得不均衡，或者周围的人对他要求过高，他就可能产生紧张、害怕和不自信，甚至表现出心理上的痛苦和身体上的疾病。

这种紧张，或者心理困境的明显表现就是那些“经典”的婴幼儿疾病，尤其是麻疹、猩红热和百日

是否要接种疫苗

儿童可以接种的疫苗有：

※白喉

※甲肝

※百日咳

※脊髓灰质炎（小儿麻痹）

※麻疹

※流行性腮腺炎（痄腮）

※风疹

※水痘

具体是否要接种这些疫苗和其他疫苗（比如破伤风疫苗，破伤风并不是儿童疾病）需要家长和医生共同商讨决定。针对这个问题请您阅读本书自第35页起的内容。

咳。孩子通过这些身体上的疾病，可以把自己体内那些比父母的遗传更加强烈的东西，从内心的矛盾中解放出来。

孩子的性格会随着这些疾病发生变化，可能会焕然一新。可以说，这就好像是他的“蜕皮”，每一次“蜕皮”都是他身体发育步骤的开始。

也许这听起来像“歪理邪说”，但是我认为孩子经过一些疾病之后会更加健康。

婴幼儿疾病的明显特点

一些儿童在疾病出现之前，往往会有一个无精打采、情绪变坏和不爱活动的阶段。疾病一旦暴发出来，不管严重程度如何，一定是他身体的这三个部分出了问题——皮肤、黏膜以及呼吸道。

在这个猛烈的个性化进程中，皮肤具有非常重要的作用。这个覆盖整个身体的感觉器官在健康人身上反应就已经非常敏感了。呼吸道也是这样。很明显，它与每个人的心理状态是紧密联系的，您只需要想想您激动时的心跳加速、呼吸急促或者屏息时的情形就明白了。

麻疹

麻疹有10～11天的潜伏期（从被传染到发病）。

孩子除了出现眼睛发炎等黏膜炎症，还会流鼻涕、咳嗽（鼻涕眼泪一起流），情绪会很不好；身体发软，皮肤上和黏膜上出现明显的深红色疹子，脸部肿胀。心理上表现为：爱哭，总是需要被保护，同时强烈要求保暖（生病初期孩子会发高热）。这些就是该病要产生根本性变化时的表现。

一般性治疗

在这种情况下，想要帮助孩子，最重要的就是让他疲劳的身体重新振作起来。足够的温暖和顺势疗法药物就可以起到这个作用。这时不适合做裹敷。

同时要注意让疹子都发出来。如果还没有发出来，那么就要在温暖的房间里，用温热的盐水迅速给孩子擦洗，紧接着快速擦干，穿得暖暖的，然后让孩子躺到床上。这种辅助出疹方式能正确地推动该疾病的进程，防止疾病向内发展，比如出现肺炎等。

首先您要保证孩子周围足够温暖，最重要的是——千万不要给孩子退热！相反，需要把孩子包裹起来保持温度。暂时只能给他喝热饮。

同时孩子心理上也非常需要抚慰，他会要求您给予更多的关注。周围的人必须充分理解孩子此时脆弱的心理，多照顾他。有的孩子甚至会希望跟妈妈一起躺在床上。

今天的麻疹

如果您怀疑孩子得了麻疹，最好请医生到家里来诊断。对抗疗法中没有麻疹治疗方法，而退热药可能会促进致命并发症的发展！如果出现耳朵疼痛、肺炎、剧烈的头痛、呕吐和意识模糊就必须请医生救治。如果疾病进程一切正常，则用本书给出的方法治疗就足够了。

卧床休息也很重要，退热两天之后您才能允许他起床。

顺势疗法药物

◆白头翁花D6（Pulsatilla D6）——适用于辅助加强孩子的身体和心理的健康。

每日5次，每次5～10粒。

◆海绵D6（Spongia D6）——适用于猛烈急促的咳嗽。

每小时5粒。

◆阿皮斯/白拉多纳·库姆·墨丘利奥（Apis/Belladonna cum Mercurio）——适用于吞咽时疼痛。

每日5次，每次5～10粒。

◆复方白屈菜眼药水（Chelidonium comp. Augentropfen）——适用于比较严重的眼部疼痛，以及其他的急性眼部炎症。

每日3次，每次1滴。

如果您以这种方式陪伴孩子经历了麻疹，那么在这之后您就会感觉到孩子的自信心加强了，他离真正的自我又近了一步。幼儿园的老师们在麻疹潮之后会发现，以前那些难以管束、脾气很坏的孩子进步了，他们的理解能力增强了、变化了，身体运动机能也更好了。

猩红热

某种程度上猩红热与麻疹形成了鲜明对比。猩红热只能使被感染儿童中的一部分致病，其潜伏期非常短，只有1～5天。它的一些症状会突然出现：高热、谵妄、梦中常常出现一些令人窒息的画面。近几年偶尔还出现一些只发热到38℃～38.5℃，并且梦中并不出现窒息画面的个别病例。孩子的腭部火红，扁桃腺红肿，短时间内出现的斑点状鲜红的疹子，多数都集中在躯干部位（与麻疹从头部开始慢慢向下发展的方式不同）。生麻疹时，孩子脸部变化不明显；患猩红热时，会非常明显。

重要提示：去看医生

由于存在患继发症（耳朵、心脏和肾脏等脏器）的危险，所以得了猩红热以后一定要请医生诊治。如果并发症发现得太晚，或者没有得到重视，就有可能会变成严重疾病。

大家要有这样的意识，猩红热是一种为了使孩子在精神和心理上得到巩固和加强的病。所以治疗时首先就要保证长时间卧床休息，哪怕孩子已经不发热了。

猩红热是病菌（链球菌）引起的，可以用抗生素治疗。但是通过病后复查显示，这种病一般不需要用抗生素治疗，现代医学也证实了这一点（目前我国多使用抗生素治疗这种疾病，所以还是建议您在咨询过医生后再使用此方法。——译者注）。因为用抗生素可能会引起许多过敏反应，引起破坏肠道菌群及其他后果。不过，您也要清楚，这里推荐的治疗方法是需要时间和宁静空间的。这样可以使孩子不仅从身体上，从心理上也能更加成熟。

顺势疗法药物

这里列举的药物经临床证实都非常有效。但涉及

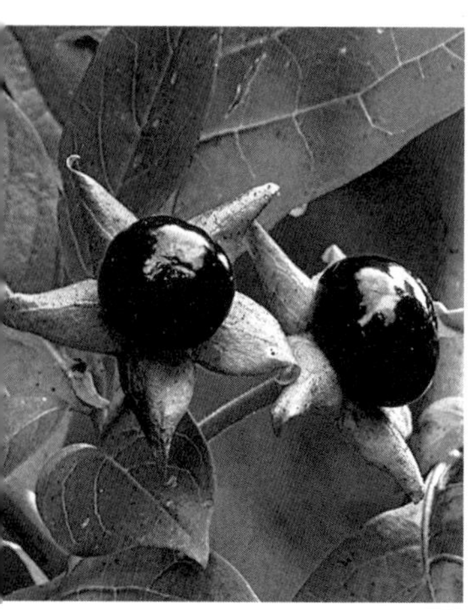

顺势疗法药物颠茄是用颠茄（Atropa belladonna）这种植物制成的，它的果实毒性很强。这种药对伴有突发性高热的急性感染病，包括猩红热，有很好的疗效。

具体病例，就要根据孩子的体质和病情的发展情况来使用，同时也必须要考虑请顺势疗法医师再开一些其他药物。

◆颠茄D6（Belladonna D6）——颠茄毒的中毒反应的一部分与猩红热症状相同，所以它可以作为药物以顺势疗法的方式，对该病猛烈的发展进程给予积极影响。

在1杯水中放入50滴或者50粒药，前两天每15分钟喝一小口，从第三天起每小时喝1茶匙。

◆碘化铁D12（Ferrum jodatum D12）——经临床证实，在卧床休息期间服用往往比较有效。

每日2次，每次5粒。

◆无隔藻D3（Vaucheria D3）——我总是推荐服用这种药来促进病后复原（猩红热可能会造成身体非常虚弱），它是由富含矿物质和维生素的藻类制成的。

每日3次，每次5滴。

其他措施

为了预防并发症，我建议从生病第10天起额外服用蜂D12（Apis D12）。

◆每日1次，每次5粒。

卧床休息：经验证明，必须要坚持卧床休息直到病症完全消失，孩子恢复体力。这一般需要1～3周时间。因此，无论如何孩子都要在家里安静休息3周，身体上绝对不能劳累，也不能“出去透透气”，更不能使用电子媒介。

这期间的饮食要低盐、低蛋白（但请不要完全不放盐和蛋白质）。

在发热时间里，与平时孩子发热一样，尽可能只让他摄入液体，比如椴花茶（配方见本书第50页的内容），可以用蜂蜜增加一点儿甜味，用柠檬汁调一点儿酸味。

水痘

孩子感染水痘2～3周以后，全身就会像星空一样布满小米粒大小、周边呈红色的水泡。它们没有什么危害，只是痒得难受。这时用母菊茶擦洗可以减轻瘙痒。给孩子扑上维瑟辛消炎粉（Wecesin-Pulver），每日3次。如果1周内能严格禁止孩子出门，就可以有效预防并发症。

只有在孩子发热的情况下（这种情况极其少见），才需要卧床休息。同时要服用颠茄D6（Belladonna D6），在1杯水中滴50滴药，每小时喝一口。

风疹

风疹是一种危害较轻的婴幼儿疾病，常常不易辨认，因为它的典型标志——疹子和颈部腺体肿大并不总是很明显。风疹也没有什么继发症或者并发症，所以并不一定必须用药物治疗。但在其短暂的发热时间内必须卧床休息。没有得过风疹的女孩，由于可能会在妊娠期患此病而造成胎儿畸形，所以建议注射疫苗。

百日咳

典型症状为阵发性咳嗽，咳嗽时伴有深长的喉鸣、呼吸困难、呕吐，脸部非常红。家长们最先要注意的是：孩子周围的环境越安静、冷静和稳定，家长对他的担心越小，疾病的发展进程就越温和。对那些比较瘦弱和神经质，或者容易过敏的孩子来说，百日咳往往会严重一些。

百日咳潜伏期为2～3周。从开始咳嗽到明确作出诊断一般需要2周时间，因为前2周的咳嗽还没有什么明显特点。

治疗百日咳应该说是顺势疗法的强项之一。我们这些使用顺势疗法的医生看到有关百日咳的危险性增加了的报道后感到很惊讶。因为我们在诊所里经历的情况总是：这种疾病很快得到缓解，并且病程缩短了。

重要提示：去看医生

没有经历过百日咳的外行一般很难对此作出诊断，所以所有怀疑是百日咳，或者出现剧烈咳嗽超过2周时间的孩子都应该请儿科医生诊治。如果孩子出现发热，也必须请医生查清原因。对1周岁以内的孩子，不允许家长自己用药，因为这种病可能会引起严重的并发症。

一般性措施

为了缓解咳嗽发作，最应该做的事就是努力营造安静的环境。

要让孩子少食多餐，只给他吃一些清淡的饭菜，就算牛奶也必须稀释一下——可以用止咳茶稀释。因为此时孩子胃部的消化功能可能与呼吸一样节奏紊乱，容易在咳嗽发作时发生呕吐。

有效的复合制剂

您最好把药物放到止咳茶中给孩子服用，比如派图都隆1号（Pertudoron 1）,还有醋酸铜D6（Cuprum aceticum D6）。

◆派图都隆1号（Pertudoron 1），每日服用5次，每次5～10滴；醋酸铜D6（Cuprum aceticum D6），每日5次，每次3～5粒。

或者您也可以使用卓塞拉·欧利够普莱克斯（Drosera oligoplex）和寇拉柳姆·欧利够普莱克斯（Corallium oligoplex）。

◆卓塞拉每日服用5次，每次7～10粒；寇拉柳姆每日3次，每次1～2片。

◆铜软膏0.4%（Kupfersalbe 0.4%）能进一步减少咳嗽发作。涂抹于两个肩胛骨之间，每日2次。

您一定要保证病房通风良好。之后孩子要更多地在空气新鲜的地方运动，但是不要太剧烈，所以这种情况下散步是最适合的。刮风的天气不能让他到室外去，也不能允许他在生病时疯闹。

如果咳嗽频繁发作，并且之后孩子会很疲惫（一

小贴士：从怀疑到确诊

将百日咳与其他伴有咳嗽的疾病区分开来对医生来说也很困难。但是可以在咳嗽早期，症状还没有明显特点的时候做一下鼻腔分泌物测试（并不疼）来确定。尤其对于婴儿来说这很重要。

般只有比较弱的孩子才会出现这种情况），就需要一位有经验的医生开一种特殊的顺势疗法药物来治疗。如果药物选得对，就可以使最严重的百日咳在短时间内痊愈。

我做儿科医生这么久以来，通过这种方式治好的百日咳患儿还从未有一例出现并发症的情况。

疾病和发育

一般体型瘦弱和比较神经质的孩子，或者容易过敏的孩子，在百日咳痊愈期间健康状况会有明显的改善。这之后孩子的抵抗力会明显加强。语言发育有障碍的孩子（开始说话晚，发单个的元音或辅音时有困难，口吃）会出现跨越式的进步。由此看来，只要通过一定的治疗手段予以支持，麻疹、猩红热和百日咳几乎对所有患儿的生长发育都是一种辅助。所以，很显然，我对接种这些疾病的疫苗是持批判态度的。（这是作者个人观点。临床实践证实，接种疫苗是预防疾病经济有效的方法。——译者注）

流行性腮腺炎

流行性腮腺炎，也叫痄腮，是一种伴有腮腺肿大的病毒性传染病，它常常会造成面部变形，咀嚼、吞咽和头部运动时，会引起疼痛。潜伏期为2～3周。出现睾丸炎、胰腺炎和脑膜炎等并发症时，只有医生才能诊治。

措施和药物

即使没有发热，也必须坚持卧床休息一周，因为这样几乎可以避免出现严重的并发症。腮腺肿大部位一定要保持温暖（可以使用电热垫和热水袋），还要用复方独活软膏（Archangelica comp. Salbe）进行罨敷，这两项措施非常重要。适合服用的药物有以下几种：

◆颠茄 D12（Belladonna D12），每日2次，每次5粒。

◆蜂D12（Apis D12），每日3次，每次5粒。

白喉

这种疾病目前只出现在一些贫穷、危机重重的国家，到那里旅游的人可能会被传染。

患了白喉，可能会因为颈部和咽部严重肿胀，引起窒息，还可能因为毒素作用于心脏和血液循环而有生命危险，所以必须尽快找医生治疗。另外，可以注射白喉疫苗来预防。

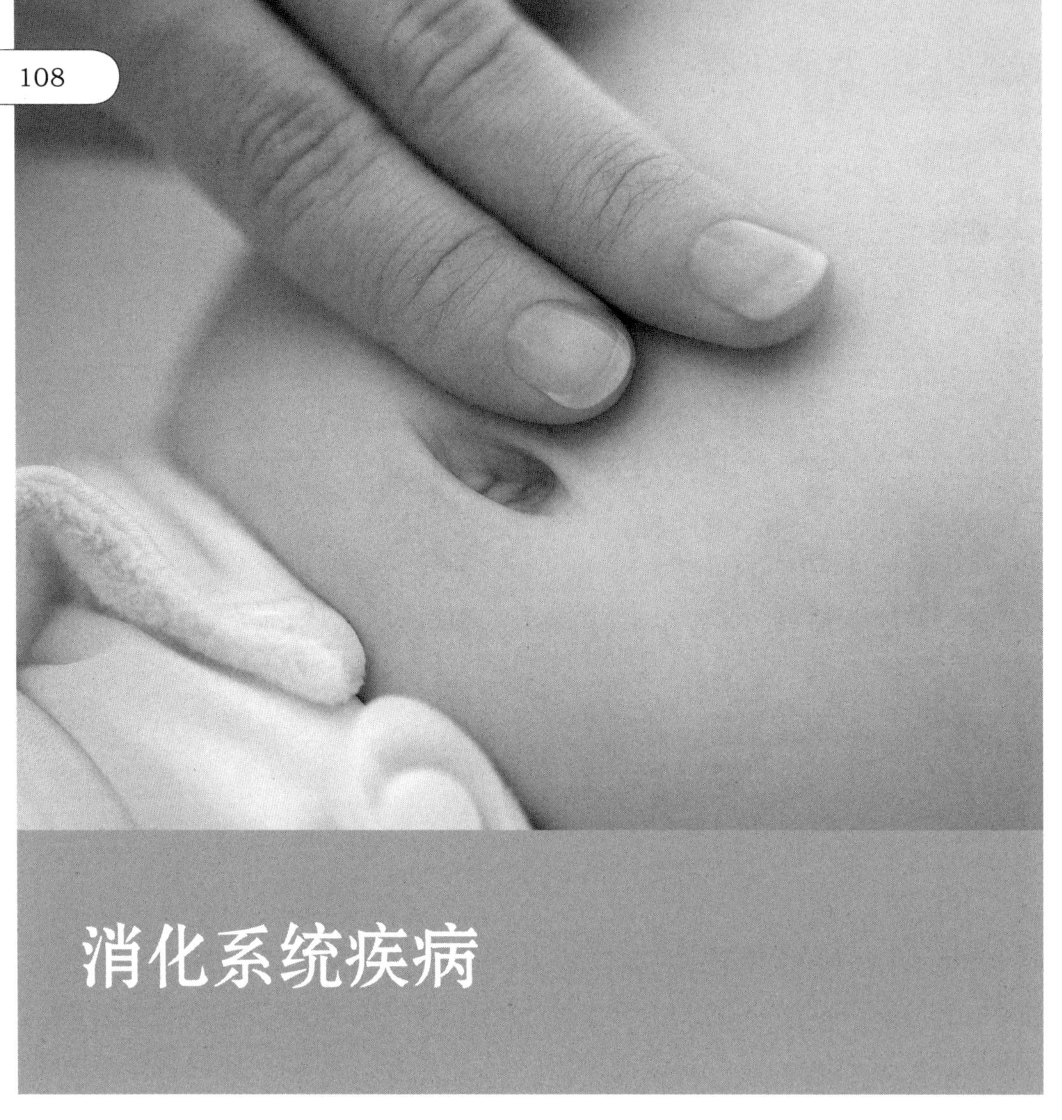

消化系统疾病

与成年人不同，儿童的消化不良和消化系统（从口腔开始）疾病多数都是急性的，并且持续时间很短。这种疾病对医师有不同的要求。所以只要孩子由于疾病引起的变化您能用眼睛观察到（比如在口腔里），您就可以尝试进行治疗，哪怕您是个外行也可以，因为您随时都可以检查您的治疗效果。

鹅口疮

这种真菌感染多见于婴儿，表现为舌头和口腔黏膜有白点或斑块。

◆氰化汞D6（Mercurius cyanatus D6）和硼砂D6（Borax D6）：每餐前各服用5粒（不建议使用氰化汞制剂，请咨询医生后选择替代药物。——译者注）。

◆可以另外再服用萨努克坎德D6（Sanukehl Cand D6）：每日5滴，早上服用。

每餐饭后涂上口腔水凝胶（Mundbalsam flüssig）。如果这样治疗几周后鹅口疮还是没有痊愈，就要考虑使用共生控制疗法（见本书第33页起的内容）了。

口腔溃疡

牙龈、舌头和口腔黏膜发炎是一种非常容易诱发高热、非常具有传染性的疾病，患病的主要表现就是严重的口臭。大孩子、小孩子都容易被传染。那些黄白色的泡非常疼，以至于孩子几乎没法吃饭和喝水。这种情况必须看医生。但您可以像治疗鹅口疮一样做一些前期治疗。

重要提示：去看医生

需要看医生的情况包括：发生口腔溃疡时；婴儿出现呕吐，并且总体情况恶化时；呕吐伴有发热或者呕吐严重，而原因不明时。

呕吐

呕吐可能有各种不同的原因。但如果孩子同时伴有发热，就必须要请医生诊治。

新生儿呕吐

◆铜D30（Cuprum metallicum D30）——适应

证：出生不到一周的新生儿出现呕吐，尤其是从出生后就一直有呕吐现象，这可能是某种未被发觉的先天缺陷造成的。

每日1次，每次5粒。

如果孩子没有好转，或者情况恶化，务必请医生诊治。

◆犬毒芹D6（Aethusa D6）——适应证：食物摄入之后马上就从口鼻呕吐出来；牛奶蛋白过敏。

每餐前服用3粒。

婴儿幽门痉挛引起的呕吐

如果孩子在出生后几天内一直发育正常，但是突然就出现不明原因的剧烈呕吐，那么在这种情况下一定要请医生查明原因，并立刻实行少食多餐。

给孩子服用下面两种药物：

◆颠茄Rh D6（Belladonna Rh D6）：在1杯母菊茶（配方见本书第49页的内容）中滴入50滴药，每半小时喂大约1咖啡匙（约2.5毫升）。

◆马钱子D12（Nux vomica D12）：每日2次，每次3粒。

涂抹铜软膏0.1%（Kupfersalbe 0.1%）：涂抹上腹部，也就是肚脐和胸骨之间的部分，轻轻地按顺时针方向涂抹，每天涂抹2次，每次涂抹豌豆大小的量。

胃部消化不良引起的呕吐

一般发生呕吐，但没有发热的情况下，为了平衡水分流失，首先用灌肠来治疗（见本书第74页的内容）。多数情况下灌肠之后呕吐就会停止。

呕吐之后等待1～2小时，然后就可以每隔5分钟喂孩子一勺咸肉汤或者茶，最好是薄荷茶（配方见本书第49页的内容），这样可以使唾液重新聚集。咀嚼未经处理的柠檬皮对胃部神经也有很强的镇静作用。

◆贯叶泽兰D6（Eupatorium perfoliatum D6）——适用于孩子呕吐之后会感觉舒服一点儿的情况。

每日3次，每次5粒。

另外，舌头上有舌苔的情况时，可以服用下列药物。

◆马钱子D6（Nux vomica D6）——适应证：由于吃得太过丰盛、狼吞虎咽造成消化不良、舌苔发黄。

每日3～5次，每次5粒。

◆三硫化锑D6（Antimonium crudum D6）——适应证：吃得过于丰盛或者胡吃海塞造成的消化不良，孩子的大便有时软有时硬，情绪不好，舌苔发白。

每日3～5次，每次1片。

有时孩子会因为被强迫吃饭而呕吐，所以请一定

小贴士 **晕车**

对于旅途中容易恶心和呕吐的孩子，最重要的预防措施就是减掉所有的甜食，包括糖、蜂蜜、果酱、甜饮料，甚至水果，而且最好从旅行之前一两天就开始。没有掺杂任何东西的水是最好的饮料。饿了可以吃点儿含油脂较少的咸味饼干。

顺势疗法辅助药物：娜奥苏恩（Nausyn）——旅行前两天开始服用。幼儿每日2次，每次1片；青少年和成年人每日3次，每次1片。旅行途中每2小时服用1片。

不要强迫孩子吃饭。从来还没有孩子因为不想吃饭而饿死的。

胀气——尤其是婴儿胀气

如果您的孩子饱受胀气之苦，那么您首先要尝试使他的饮食规律起来：有规律地间隔4小时（加/减半小时）给孩子喂母乳或者牛奶。不按规律喂养的婴儿特别容易发生消化不良。胃里的食物已经消化到一半了，这时又有新鲜的奶进来，就可能对胃产生刺激。孩子哭闹的时候不要用喂奶来安慰他，可以轻轻地摇他，或者喂他不加糖的茴香茶。

多数时候胀气并不需要调整饮食，只有出现乳糖耐受的情况才需要，而这是必须由医生判定的。

请您不要忘记，孩子是非常需要温暖的。如果孩子的手脚有些凉，甚至冰凉的话，您就必须马上给他戴上帽子，也许还需要在摇篮里放一个热水袋。

如果孩子出现胀气，就每天两次在他的上腹部、肚脐和胸骨之间的地方，按顺时针方向涂抹豌豆大小的铜软膏0.4%（Kupfersable 0.4%）。

小贴士　治疗胀气的药茶

欧芹、茴香和茴芹茶有解痉挛和顺气的作用（见本书第47页起的内容）。母菊茶和薄荷茶对肠道很有好处（见本书第49页的内容）。母菊腹部裹敷对肠痉挛有治疗作用（见本书第70页的内容）。

顺势疗法药物

◆植物碳D6（Carbo vegetabilis D6）——适应证：孩子吃奶时就很不安，延迟很久才打嗝，胀气严重，肚子像鼓一样；大便味道难闻，脚凉，脸色苍白。

每餐前1片，压碎，放入茶中服用。

◆洋甘菊D6（Chamomilla D6）——适应证：平时很可爱、面色红润的孩子，此时却放声大哭，生气地大叫；发脾气，手脚使劲乱蹬；抱着他来回走动只能起短暂的安慰作用。

每餐前5粒，放入茶中服用。

◆卡莫米拉·库普后·库尔塔Rh D3（Chamomilla Cupro culta Rh D3）——适应证：疼痛症状与介绍洋甘菊D6药物时列举的症状相同，但是更加剧烈。

每餐前服用，在茶中滴3～5滴。

◆石松D12（Lycopodium D12）——适应证：孩子主要在下午晚些时候比较不安，吃奶时很快就累了。

晚餐前将5粒药放入茶中服用。

◆碳酸镁D4（Magnesium carbonicum D4）——适应证：孩子哭喊时就开始出汗，乱蹬腿；尤其适合母乳喂养儿。

每餐前1片，放入茶中服用。

◆梅丽莎·库普后·库尔塔Rh D3（Melissa Cupro culta Rh D3）——适合体质比较弱，总是要求多穿的孩子（经长期实践证实此药对所有怕冷的孩子都有效）。

每餐前5滴，滴入茶中服用。

大孩子胀气

大点儿的孩子很少出现胀气。偶尔出现胀气的原因可能是：吃饭过快，饮食时间不规律，食物质量差，甜食过多。

胀气也可能是肠道真菌病引起的，比如服用了抗生素之后。这种情况下，一段时间内不吃任何甜食和精面粉制品就可以缓解。另外，还可以同时服用下列药物。

◆ 佛塔可D5（Fortakehl D5）和阿尔比坎山D5（Albicansan D5）滴剂——6岁以上儿童服用。

每日1次，每次5滴，餐前服用。

腹泻

不论是婴儿、幼儿还是学龄儿童发生急性腹泻，您首先可以采用药茶方法进行治疗：给孩子喝悬钩子叶茶，或者欧洲越橘干泡的茶（配方见本书第49页的内容）。还可以喝电解液，比如欧哈尔拍登·诺伊特拉尔（Oralpädon Nentral）。

另外，可以给孩子清洁一下肠道，即灌肠（见本书第74页的内容）。

为了给胃肠解毒，茶中可以掺入咖啡碳（Kaffeekohle,

重要提示：去看医生

如果腹泻同时出现发热或者两天之内腹泻没有明显好转，就必须请医生诊治。

使用剂量见药品附带的说明书）。

等孩子强烈要求时，您再给他吃固体食物。婴儿的饮食恢复要从米汤、苹果糊和胡萝卜糊开始；幼儿从烤面包片、米饭和胡萝卜开始，所有东西都要少量。这里也适用那条原则：慢慢的才能越来越快。这几天不要给孩子食用牛奶、糖和燕麦片。

◆这种特殊饮食还要用药物辅助:洋甘菊D3（Chamomilla D3）、莱维科D3（Levico D3）和亚砷酸铜 D8（Cuprum arsenicosum D8）。

每餐前服用，婴儿每次每种各3粒，幼儿每次每种各5粒或5滴。

◆另外还要服用复方高岭土（Bolus alba comp.）。服用剂量见包装中附带的说明书。

小贴士 肠道出现问题时要正确饮食

大米、苹果糊、胡萝卜糊、可可水和吐司面包有“堵塞”作用。梨、李子、无花果，包括它们的果脯泡软了之后，以及燕麦片、酸奶，都有促消化作用。在任何情况下患儿都要多喝水和茶。

便秘

排便情况是因人而异的（有些婴儿8天不排便都是正常的）。幼儿4天不排便，大便就会变干，排便就会疼，就可能出现便秘。

婴儿可能会由于母乳太少而引起便秘，那就必须要补充辅食。

对牛奶喂养儿，最好用黑红糖（Sucanat）提高一下食物的含糖量，这是一种富含维生素和矿物质，并且易消化的粗糖制品。也可以添加一茶匙乳糖。

大一点儿的孩子可以在三餐前吃水果：梨最适合，李子和无花果也能促进肠道消化。

如果便秘是由抗生素治疗引起的，就必须要恢复肠道菌群——由医生采用共生控制疗法治疗，引入健康的肠道细菌进行培育。

这时选择顺势疗法药物是非常难的，因为只能根据肠道的症状来判断，所以必须要咨询有经验的医生。其实，通过延长吃饭时间，增加咀嚼的次数就可以起到缓解作用。另外，大笑也有助于消化。

膀胱炎和肾炎

如果孩子突然发高热，但既没有疼痛，也不咳嗽，这时就必须想到肾炎和膀胱炎。尤其是婴幼儿的肾炎和膀胱炎是不痛的。所以当孩子出现原因不明的发热，您带着孩子看医生时，务必要带上一份尿样。

重要提示：去看医生

无论何时，膀胱炎和肾炎都必须由医生诊治。而您只能辅助医生的治疗措施。

如果病情刚开始时就比较严重，乌头D6或者颠茄D6可以作为紧急措施使用。

◆ 乌头D6（Aconitum D6）或者颠茄D6（Belladonna D6）（关于药品区别请见本书第81页起的内容）：

将50滴或者50粒药物放入1杯水中。乌头每15分钟喝一口，颠茄每15～30分钟喝一口。

◆斑蝥D6（Cantharis D6）——适应证：孩子突然发高热，同时膀胱或尿道有剧烈刺痛，憋尿困难。

每日5次，每次5粒。

◆同时服用植物治疗药剂胱氨醇（Cystinol）：

每日3次，每次1满茶匙。

给孩子喝熊果叶茶（配方见本书第52页的内容）。

与其他急性疾病一样，患膀胱炎或肾炎时首先要减少食量。

其他的治疗措施请遵照医生处方进行。

“弱弱的”膀胱

如果您的孩子容易感染膀胱炎，也就是膀胱比较弱，那么您就要采取预防性措施——保暖、多喝水和正确的饮食。

您一定要注意给孩子保暖，尤其孩子的手和脚必须是暖和的。您还要给孩子穿保暖的内衣。

让孩子多喝水也很重要——肾脏膀胱系统需要不断被漂净。坚决不能因为您的不作为使孩子患上这样的疾病！

有多种不同的对肾脏和膀胱有益的茶可以饮用。由于这些茶应该长期作为日常饮品，所以最好要每4周轮换一下。可以饮用的药茶有：

◆熊果叶茶——配方见本书第52页的内容。

◆福林多茶——用一种印度药草制成，使用剂量请见药品附带的说明书。

◆问荆茶：

1杯水中放1～2茶匙茶叶，用冷水浸泡12小时，或者用热水冲泡，半小时后过滤。

每日饮用3杯。

您也可以交替饮用其他单种茶或混合茶（配方见本书第46页表格）。

孩子的饮食方面，您要优先考虑生的和煮过的水果和蔬菜，减少盐和动物蛋白的摄入。建议您将孩子的饮食调整到全营养膳食（见本书第28页起的内容）。但也不能太极端，不要破坏孩子的生活乐趣。

◆白英D12（Dulcamara D12）——适用于能确定致病原因是潮湿和寒冷时。

每日1次，每次5粒，长期服用。

最后请您注意，小便中稍微有一些细菌是不会造成萎缩肾的。那些可怕的信息给大家造成了太多的恐慌。很多情况下，细菌能帮助保持人体健康，它们并不总是危险的病原体。

小贴士 **预防**

如果反复出现尿路感染，就要多饮水、穿衣保暖、尽量不坐凉的地方、游泳之后立刻换下泳装、勤换婴儿的纸尿裤。另外，同时服用复方硝酸银丸(Argentum nitricum comp. Globuli）与复方小檗/蜂丸（Berberis/Apis comp. Globuli），每日3次，每次每种5～10粒。

尿床

如果孩子满5周岁之后夜间还尿床就被称为病态的尿床。许多孩子之所以有这种尿床现象，是因为轻微的发育迟缓造成的。当膀胱满了的时候，他们不能醒来。在12岁之前尿床的儿童的数量是以每年1/7的比例减少的。也许孩子的爸爸或者妈妈会记起自己小的时候也是这样的。这时保持冷静并理解孩子是最合适的做法。但是爱尿床的孩子还是会因此而苦恼，尤其当他要与别的孩子或者与班级一起过夜时。压力和不满也可能来自父母。从6岁开始，当孩子自己想要摆脱尿床的困扰时再进行治疗是比较合适的，因为想要治疗成功，就要有这种动力。开始治疗时，首先必须由医生查明孩子尿床是否有其他原因，是否需要相应的治疗，以排除尿路感染和尿路异常。如果鼻咽部位有慢性呼吸功能障碍，就必须先治好呼吸道才能彻底治愈尿床问题。如果尿床是心理原因造成的，其典型特点是本来已经不尿床了，可能由于某次被意外的尿床事件刺激到而重新开始尿床。这是一种“重新逃回到失去的儿童乐园”的心理。孩子尝试着从原始元素“潮湿和温暖”中重新找到安全感。我们可以说，这是孩子在错误的地点流下的“未流的眼泪”。

这种情况下，您就要求助于儿童心理学家或者心理治疗师，并且由您的医生使用顺势疗法予以辅助。人智学的艺术疗法可能会非常有效。

如果尿床是由轻度的发育迟缓造成的，您就可以给孩子服用木贼D15药丸（Equisetum D15），对治疗进行辅助。

◆每日1次，晚餐前服用，每次5粒，坚持服用

重要提示：查明原因

尿床可能有各种原因，所以首先应该请医生查明是否是由轻度的发育迟缓或者机体上的原因，或者是心理上的原因造成的。只有这样才能有针对性地治疗，达到治愈的目的。

4～8周。这个治疗方法屡试不爽。

下面是一些辅助方法。有一种所谓的报警裤效果特别好。只要孩子夜里尿床，它就会像闹钟一样响起来。这样几天至几周之后，有尿的感觉就可以使孩子醒过来，就不再需要这种裤子了。只要经医生诊断确实是由于发育迟缓而导致尿床的，并且孩子年满6岁，是自己想要去除尿床的，通过这种方法一般就可以治愈。

辅助方法

冷水擦洗。

◆每天早晚用一块冷水润湿的海绵迅速擦洗孩子背部下方。

您可以想象一下这个方法。仅仅是想想，您的整个骨盆区域的肌肉就已经收紧了吧？冷水擦洗就是在孩子身上充分利用这种膀胱肌肉的觉醒效应。

◆金丝桃油（Johanniskrautöl）——用于提高关闭膀胱的肌肉的敏感性。

晚上在孩子大腿内侧抹上金丝桃油（见本书第55页起的内容）。

◆用金丝桃茶或者帕罗（Pahlow）药剂师的混合茶（金丝桃茎叶20克，滇荆芥叶10克，橙花5克）进行茶疗也有一定辅助作用。茶中不加糖效果更好。

将1满茶匙茶用250毫升开水冲泡，15分钟后过滤。

每天早上和中午各喝1杯，长期坚持。

小贴士　尽可能不用纸尿裤

如果您的孩子已经不尿裤了，那么您晚上最好就不要给他穿纸尿裤了。这样可以证明您是相信他不会尿床的。您可以偶尔在他的褥子底下铺一张橡皮尿垫，或者事先准备好替换的衣物。如果一切进行得很顺利，您就要表扬孩子。如果某次出现了一点儿小问题，您也要理解孩子的痛苦，要像平时一样慈爱地对他。

尝试其他方法

根据经验我们知道许多孩子只在仰卧时尿床，所以您可以晚上给孩子的肚子围上一块布，并在背部打一个结，这样孩子就会逐渐习惯侧卧睡觉了。孩子对此是不会有意见的，因为他们很高兴能有方法可以帮他们摆脱尿床这讨厌的烦恼。实践证明，已经有一些孩子通过这种方法摆脱了尿床。

最后还有一个方法，即从中午开始就不再给孩子喝矿泉水，因为很多矿泉水有利尿作用。但完全禁水是不行的。

最重要的是：家长要理解孩子，不要警告、威胁或者责备孩子。让孩子每天都能感觉到您对他的爱，这比任何治疗方法都有效。

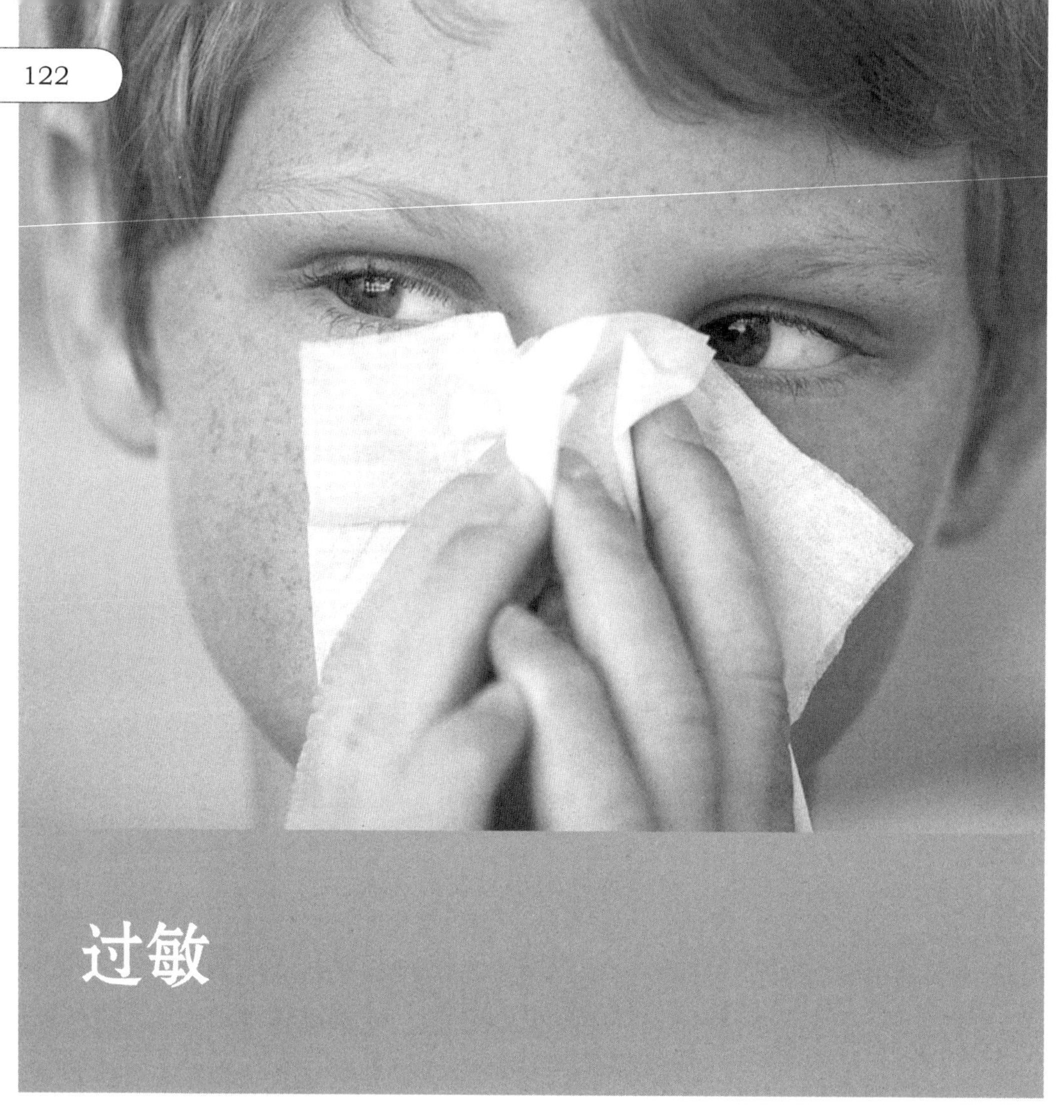

过敏

过敏意味着人体对于异体物质的“异常反应”。这里强调的是“异常”，因为身体正常反应的能力是维持生命所必需的。如果机体没有这种反应能力（过敏），那么人就可能因为非常小的感染而患重病，甚至死亡。健康的反应叫作“正常反应”，也就是正常的反应能力。

产生过敏性疾病的前提是存在过敏原，它是从外部接近机体组织使其致病的因素。但是是否出现过敏，会出现哪种类型的过敏，以及过敏的严重程度，则完全取决于各个组织的“异常”反应准备。

大部分人对引起过敏的因素（过敏原）不会产生什么疾病反应，但是产生“异常反应”的人数一直在增加。

过敏原测试

如果我们能知道导致过敏的物质是什么，对促进身体的调整和痊愈将是非常有帮助的。这些物质可能是牛奶、鸡蛋、坚果或某种植物。只有认识了它们，我们才可能在治疗过程中以及在治愈之后的漫长时间里避免接触它们。拥有变态反应学资质的医生可以帮您进行必要的测试。

“异常反应”及其后果

最常见的过敏反应表现在皮肤上，比如荨麻疹和湿疹，但也有呼吸道疾病，比如，对于儿童来讲主要是支气管炎、哮喘和花粉热。现在，治疗过敏已经占据了医生治疗工作的很大一部分。

导致如此状况的原因，工业化难辞其咎，它使空气、水、食物和衣服中产生了很多可能导致各种过敏反应的刺激性物质。另外，家庭结构的改变也为过敏的产生提供了便利条件：小家庭、父母是双职工、共同点少了、婚姻不稳定等。许多研究认为，在孩子1周岁之前使用抗生素、接种疫苗、退热药，尤其会对肠道菌群的发展和免疫系统产生长期影响，还可能促发过敏。自然地治疗疾病，而不是不惜任何代价地抑制疾病，才是最有效的预防过敏的方法。

从源头治疗

只有尽可能地接近疾病潜藏在人体内的源头，我们才可能治愈过敏性疾病。抗过敏药物并不能帮助人体重新恢复平衡。所以我们更应该努力透过所有可见的症状和身体、心理上的所有过敏反应，认识到疾病的本质。同时我们必须清楚，其实我们永远只能看到疾病的外部表象。真正的致病因素，真正使人体失去平衡的东西，是在我们无法到达的地方。这一点适用于所有的疾病。

锦囊

素食调理

食用生鲜素食8～10天之后就能起到很大的调理作用。当然这种饮食调整只能给8周岁以上的孩子施行。最好食用绿色蔬菜和当地水果（不要食用热带水果）。另外，强烈推荐有机小麦粒，要晚上泡软，白天拿来反复咀嚼，这一点非常重要。生鲜素食不能长期作为日常饮食，但是进行过这种生鲜素食调整之后，可以把每天1/4的食物用生鲜素食来代替。

如果妈妈，或者最好是全家人，能一起参与坚持“饮食清洁日”，那孩子就会比较有动力，而这对大家也是有好处的。

力所能及的事

出现过敏的情况时，如果想用自然方法治疗，有什么好的方法呢？

◆用杏仁奶代替牛奶，尤其适用于痰湿的哮喘和湿性湿疹。凝乳（不是酸奶）一般情况下都是可以耐受的。

◆减少糖和含糖食物的摄入，并尽可能完全放弃。可以用蜂蜜（适用于9月龄以上婴幼儿）、葡萄干、无花果、枣和果脯代替甜食。

◆减少食盐的摄入（但不能完全无盐），尤其是孩子患干性湿疹和哮喘（痰比较黏稠）时。

◆每周进行一次高温浴（见本书第64页起的内容）。如果患了湿疹，就在洗澡水中加入三色堇汁；如果是哮喘，就加干草花屑。使用可的松治疗的患儿进行高温浴时要注意，必须在患儿使用可的松治疗结束至少8周之后才能进行第一次高温浴。

◆使用共生控制疗法。

◆注意脚部保暖。容易过敏的人脚部常常发凉。晚上可以进行温水足浴，水里加2满汤匙芥子粉。这种足浴对哮喘有缓解痉挛的作用。

气候疗法

气候疗法对治疗过敏也非常有效，去海边或者高山上都可以。在海拔中等的山区进行气候疗法往往没有什么效果；而在波罗的海海边进行气候治疗往往也收效甚微。

最好是在北海海边或者大西洋沿岸进行气候疗法。最少要在海边停留4周，6周更好，再短的时间就没有什么作用了。在海边进行气候疗法引起的反应各种各样，从状况恶化（这种情况非常少见）到完全康复的情况都有，所以是非常值得尝试的。

在岩石比较古老的高山（比如奥地利的厄茨塔尔或者瑞士的格劳宾登州和瓦莱州）地区进行的气候疗法往往都非常有效。而在石灰岩地区，也就是岩石比较年轻的地区进行的气候疗法则通常没有什么疗效。（我国患儿可寻找类似气候、地质条件的地方进行治疗。——译者注）

自主治疗作用有限

这里提到的所有措施只能起辅助作用，想用它们治愈过敏几乎是不可能的。它们有时甚至可能引起表面症状恶化。而且这些自我治疗措施并不能对每一个孩子起作用。我还见过这样的病例，这个孩子患有过敏性湿疹，为了治病长期用其他蛋白质代替牛奶，结果孩子重新开始喝牛奶之后，湿疹反而缓解了许多。

如果在气候疗法进行完的一两年之后能再进行一次，就可以进一步深化疗效。

但是，根据经验，由心理因素导致的过敏，经过海边或高山气候疗法获得明显好转的，其效果只能维持很短的时间，而且重复进行气候疗法也不能起到深化疗效的作用。

抗过敏药物有效吗

抗过敏药物只能使机体对引起过敏的因素不再产生过敏反应，却没有触及疾病的根本。所以在成功进行了一次减敏剂治疗之后，常常会出现对另一种物质的过敏反应。

在思考和观察的过程中保持宽容和灵活，远离盲目，这才是医生成功治愈疾病的前提。而对过敏症恰恰需要进行彻底的、个性化的治疗。

由于选择治疗过敏症的药物非常复杂，所以我强烈推荐您一定要选择有经验的顺势疗法医生为孩子治疗。

过敏性哮喘

您可以通过下列方法辅助医生的药物治疗。

如果孩子开始出现任何微小的呼吸不畅的迹象，您都要给他进行凝乳裹敷（见本书第68页起的内容）和水中加入了芥子粉的足浴（见本书第66页的内容）。有些孩子不喜欢凝乳裹敷，那就可以使用柠檬裹敷（见本书第69页的内容），它有缓解痉挛的作用。

◆复方烟草（Nicotiana comp.）——适用于刚开始出现呼吸困难时。

根据病情发作的突然性和严重程度每日服用3～10次，每次5～10粒。

同时要给孩子饮用下列药茶中的一种。

药茶——不仅适用于急性发作

第一种混合茶有很好的缓解痉挛的作用。如果发现痛苦不是由痉挛、而主要是由浓痰引起的，那么就优先饮用第二种混合茶。

◆配制方法请见右侧信息栏。白天，每15分钟喝一口温热的茶。

如果哮喘容易反复发作，最好在没有发作时饮用混合茶一或者二（根据疼痛情况来定），但是制作时要进行稀释。

◆将1/2茶匙混合茶用1/2升开水冲泡。每日2次，每天1杯。

哮喘混合茶

药茶	药用植物材料（单位：克）
混合茶一（缓解痉挛）	接骨木花 25，款冬叶 20，茴香果 5
混合茶二（祛痰）	款冬叶 30，长叶车前叶 30
制作方法	将1茶匙混合茶用1/2升开水冲泡，10分钟后过滤，可加蜂蜜增加甜度。

练习呼气

请一位呼吸治疗师向您展示一些可以促进呼吸的练习。您可以跟孩子一起练习。

哮喘发作时，由于最小的呼吸道痉挛都会产生呼气问题：吸入的气体不能完全被呼出，也就没有空间再吸入新的空气。一些有缓解痉挛作用的呼气练习可以使患者非常舒服。患者的恐惧减小了，痉挛也就减轻了。

过敏性湿疹、过敏性皮炎

过敏性湿疹是绝对无法用外用药膏治愈的，所以请医生开的药膏都是用来止痒的。

针对不同种类的湿疹要使用不同成分的药膏、润肤膏和洗液。

◆我推荐使用贝丹乳霜（Bedan Creme，以金丝桃为基础），日中花润肤露（Mittagsblume），代尔玛图都隆软膏（Dermatodoron Sallse）或者依木兰乳霜（Imlan Creme Pur）与栎软膏（Quercus Sallse）等量混合的制剂。上述选择中总有一种会对孩子的湿疹有效。每天涂抹2～4次。

◆也可以用潮湿罨敷治疗湿性湿疹。最好用三色堇茶（见本书第72页起的内容），里面添加5%的橡树皮精华液。注意不要因为潮湿导致身体太凉，所以敷布必须时常换成温热的。

小贴士 **正确缓解湿疹**

干性湿疹干性治疗：用软膏或者药粉。湿性湿疹湿性治疗：用三色堇罨敷。但是过敏性皮炎单纯从外部治疗是无法治愈的，只能减轻瘙痒。这时就需要有经验的医生从内部治疗并确定病人食谱。

◆三色堇浴（见本书第66页的内容）也有很好的疗效。此外还要喝三色堇茶（见本书第53页的内容）。

◆如果湿疹部位发炎，可以用锌混合药剂（Zink schüttelmixtur），加上5%的金盏花精油（药店可以配制），每日涂抹2次。

◆如果孩子很容易重复感染（发炎），就可以使用用桦树皮软膏（Birkenrindensalbe）与依木兰乳霜（Imlan Creme pur），它们可以有效防止病情恶化。

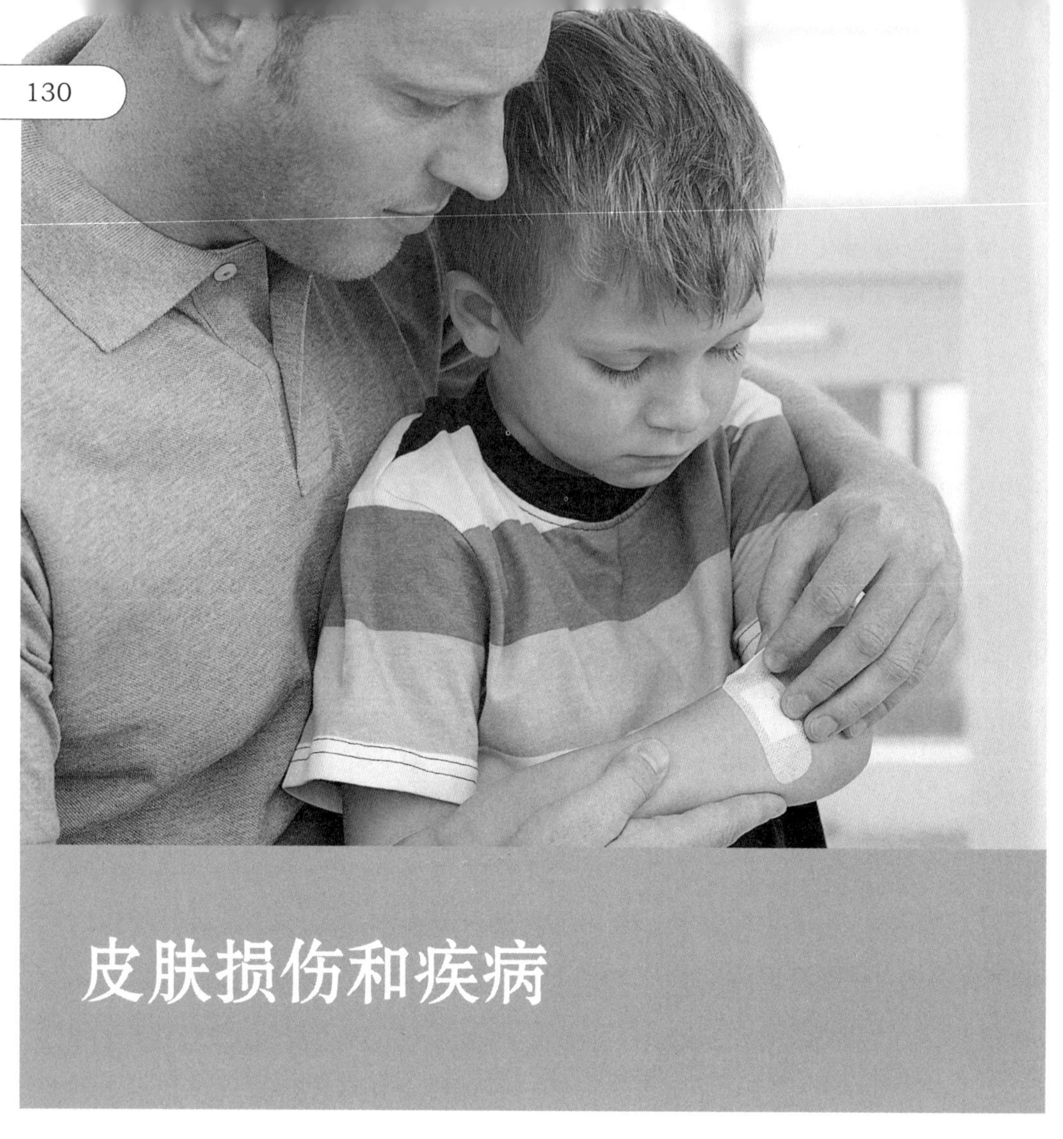

皮肤损伤和疾病

皮肤是人体最大的器官，所以从来没有哪个孩子从小到大没得过皮肤病的。

损伤

孩子动不动就擦伤了膝盖、烫伤了手指，或者挤到了脚趾头。您在处理任何伤口时，最先要做的就是进行罨敷，将金盏花精油与水以1：9的比例稀释（见本书第54页的内容）来使用，这种罨敷有清洁作用。

小一点儿的伤口您可以抹上破普鲁斯cp软膏【Populus cp Salbe，国际标准化药物（ISO-Arzneimittel）】或者烧烫伤软膏（Wund-und Brandgel），或者贴上含有药膏（Heilsalbe）的药物创可贴。

撕裂伤以及大的擦伤必须请医生处理（身体部位固定）。

山金车精油湿敷（见本书第54页的内容）可以用来给伤口止血，治疗血肿，也可以用于产瘤。

可用于辅助治疗的顺势疗法药物

◆虱草子D12（Staphisagria D12）——用于割伤。

每日1次，每次5粒。

◆金盏花D12（Calendula D12）——用于撕裂伤。

每日1次，每次5粒。

◆山金车 D6（Arnica D6）——出现挤伤、肿块和血肿时首先使用。

每日3次，每次5粒。

4天后换成：

◆硫酸D12（Acidum sulfuricum D12）——作为出现挤伤和肿块的后续药。

每日1次，每次5粒。

◆漆树D12（Rhus toxicodendron D12） 和山金车D12（Arnica D12）——用于脱臼和扭伤。

重要提示：破伤风疫苗

任何一个伤口，甚至最细小的伤口都可能引起破伤风感染。这种病虽然发病率很低，但却常常是致命的，所以除了接种破伤风疫苗没有其他选择。

每天早上服用5粒山金车D12，晚上服用5粒漆树D12。

◆西门肺草D6（Symphytum D6）与磷酸钙D12（Calcium phosphoricum D12）——用于骨折。

西门肺草D6每日3次，每次5粒；磷酸钙D12每日1次，每次5粒，早上服用。

◆复方西门肺草（Symphytum comp.）——骨折时用于消肿的复方药（其中含有山金车），疗效很好。

每日3次，每次5粒。

手术前后

◆如果孩子需要接受手术，就给他服用山金车D6（Arnica D6，挤伤，止血）和虱草子D6（Staphisagria D6，割伤）。

从手术后第一天至第八天服用（服用剂量见上文）。

◆有些孩子麻醉过后恢复得不好，长时间感觉疲惫，并且爱哭。对此我推荐复方金/缬草（Aurum/Valeriana comp.）。

每日3次，每次10粒，连续服用3周。

伤口化脓

感染、化脓的伤口用金盏花罨敷（见本书第54页的内容）可以起到清洁作用。金盏花是治疗化脓的特效药。之后在伤口上贴上金盏花膏药贴。请注意，只有医生才能对化脓伤口的内部进行处理。

◆对于不易痊愈的皮肤，如果很小的伤口发炎时，不论伤口是哪种类型的，都应该长期服用硫化钙D12（Hepar sulfuris D12）。

每日1次，每次5粒。

烧烫伤

1. 首先用冷水冷却伤口。

2. 必须看医生！看医生之前要抹上烧烫伤软膏（Wund- und Brandgel）或者考姆布都隆软膏（Combudoron-Gel）（开放的伤口不能涂抹）。也可以用烧烫伤精油（Brandessenz）或者考姆布都隆水（Combudoron-Flüssigkeit）与水按1:10的比例稀释，进行罨敷。这样可以减轻疼痛，使烫伤开始恢复。

3. 可以内服斑蝥D6（Cantharis D6）和苛性钠D12（Causticum D12）辅助治疗。

◆斑蝥D6每日3次，每次5粒；苛性钠D12每日1次，每次5粒。

昆虫叮咬

如果孩子对蚊虫叮咬有超敏反应（这种情况很少出现），或者口腔内部和咽部被叮咬则非常危险，必须马上去医院（见右侧的内容）！

锦囊

口腔被叮咬时的急救

被蜜蜂叮咬了口腔和脖子是非常危险的，因为叮咬部位一般会很快肿起来，导致呼吸困难，所以必须立刻就医。在此之前可以服用3粒蜂C200（Apis C200），它可以阻止肿胀。所以顺势疗法家用药箱里应备有蜂C200（Apis C200）这种药，尽管谁都希望永远用不到它。

如果身体其他部位被叮咬，您首先给孩子进行罨敷冷却一下，最好用洋葱、土豆或者苹果片，另外还要进行金盏花罨敷（见本书第54页的内容）。尤其被马蜂叮咬之后，伤口非常容易发炎，必须要进行这种处理。通过罨敷可以减轻疼痛，控制肿胀。

◆顺势疗法药物可以用蜂D6（Apis D6），一直服用到肿胀消退。

每日3次，每次5粒。

虱子叮咬

在一些危险地区，人们晚上必须仔细搜遍全身的虱子（被咬10小时后才会感染）。用除虱镊子把虱子清除掉，永远不要试图用油或者胶带憋死它！

因为我们不知道哪种虱子是有传染性的（可能每3只或者每4只中有1只传染），所以我建议您只要孩子被叮咬了，就给他服用以下几种顺势疗法药物。

◆阿皮斯·白拉多纳·库姆·墨丘利奥（Apis Belladona cum Mercurio，瓦拉公司）：

每日3次，每次5粒，服用1周。

◆脑膜炎病质药D30（FSME-Nosode D30）和莱姆病病质药D30（Borrelia-Nosode D30）：

每日1次，每次5粒，服用3天。

之后仔细观察被咬部位。如果发红部分有所扩大，就去看医生！

虱子叮咬的感染风险

夏初时虱子叮咬可以传染脑膜炎（Meningoenzephalitis，FSME）和莱姆病（Borreliose）。脑膜炎发病率较低，只在一些特定的区域出现，而莱姆病则经常出现。特别爱出汗的人容易被虱子叮咬。针对脑膜炎有一种非常有争议的疫苗（接种过之后可能会很不舒服，一部分人的副作用很大）；没有针对莱姆病的疫苗。

疖病

用10%的多年生山靛软膏（Mercurialis perennis 10% Salbe）进行药膏罨敷，能促进疖子成熟。罨敷部位要保持固定。只有医生才能确定是否需要进行内部治疗。

粉刺

粉刺一般出现在青春期之前、之中或者之后，其形成原因往往是由多种因素导致的：新陈代谢紊乱（总是要注意肝脏），如便秘等；饮食习惯不好等。由逐渐觉醒的性别意识带来的心理问题所引起的粉刺也很常见。对此家长不要有什么顾虑，要与孩子开诚布公地谈一谈，这可能会成为一次心灵解放。

◆外部：早晚用粉刺水（Akne-Wasser）轻轻涂抹面部和其他出现粉刺的部位。

◆内部：服用粉刺胶囊（Akne-Kapseln），每日3次，每次2粒。

◆饮食：少糖和巧克力，避免食用猪肉和香肠。

因为粉刺非常顽固，所以我们常常必须要选用一些顺势疗法药物来治疗。而适合的药物只能由顺势疗法医生来选择。

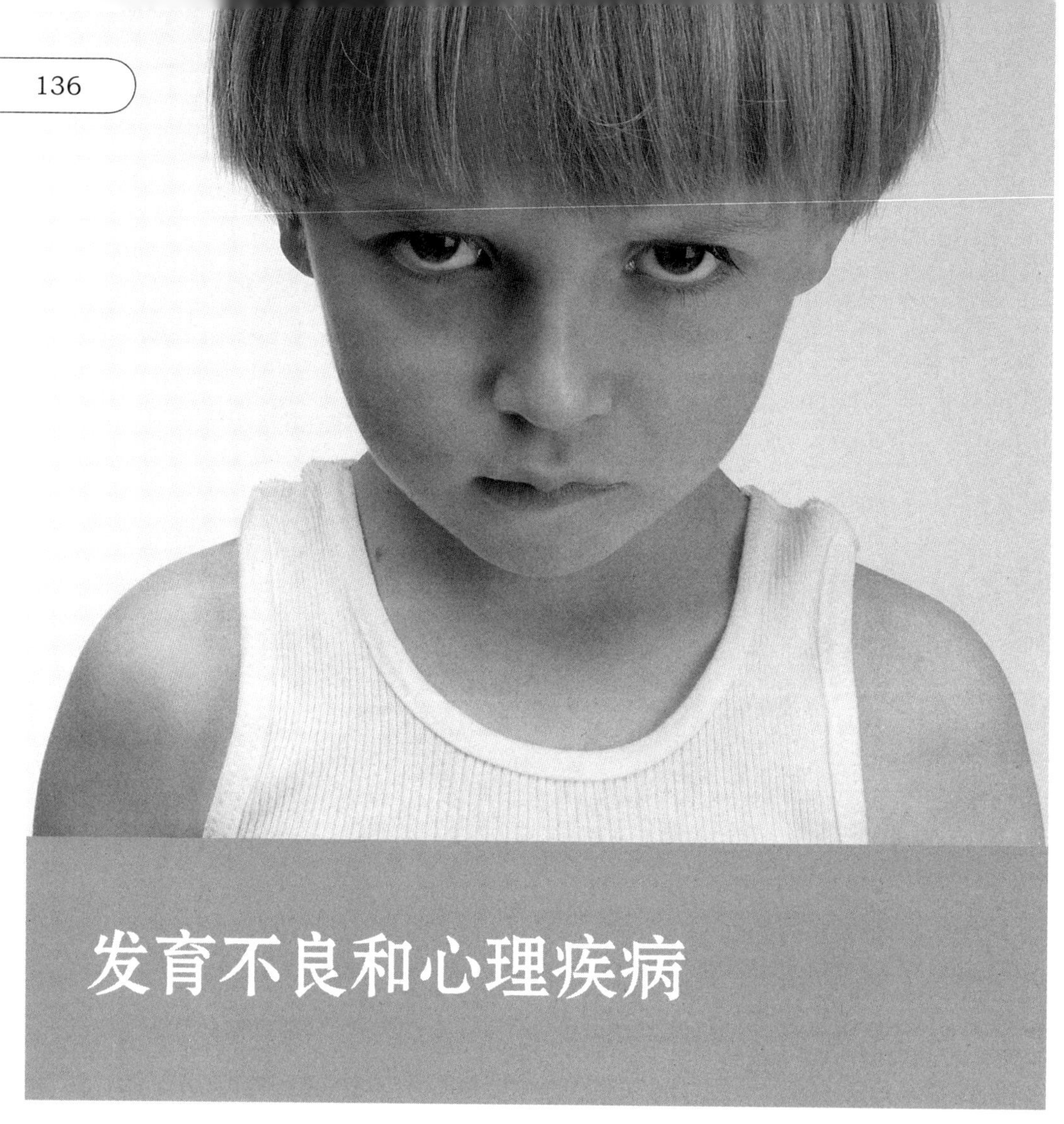

发育不良和心理疾病

有些神经质的孩子往往体质上也有一些问题。导致这种情况的原因有很多，大家也经常提到，比如父母的虚荣心，或者父母是双职工，没有足够的时间或者根本没有时间陪孩子，还有过量的视觉和听觉刺激（电视、广播、CD播放器、电脑和电动玩具），错误的饮食或者药物作用都有可能与此有因果关系。

婴儿不安

有些孩子天生就爱哭闹，就好像离开母亲的身体让他们特别不舒服似的。如果您分娩持续的时间很长，并且不得不通过药物或者医生的辅助而进行，那么这样的婴儿就可以首先尝试服用山金车D30（Arnica D30）和铜D30（Cuprum metallicum D30），它们可以起到很好的镇静作用。

◆每日1次，每次5粒。

之后再出现不安哭闹现象，往往是从出生后第3周或者第4周后开始，经常是由进食和消化出现问题引起的，对此在本书第10～11页有详尽叙述。有关众所周知的孩子出牙期的哭闹状况以及正确的治疗方法的介绍在本书第15页有详尽叙述。

为什么婴儿晚上会醒来啼哭？

可能是孩子饿了，白天食物摄入得不够。这主要发生在小婴儿身上，因为他们的身体还太弱，没有足够的力气吃足够的奶。有一种药可以帮助没有力气吃奶的婴儿（见本书第26页的内容）。也可能是孩子身体不适，常常是由于肚子胀气，即气体无法从上面也无法从下面“释放”（治疗方法见本书第112页起的内容）。

早早戒掉夜间吃奶——为了让孩子一觉睡到天亮

大点儿的婴儿晚上肯定不只是因为饿了才非常喜欢一次次躺到妈妈怀里吃奶。妈妈的乳房当然是最好的安慰工具，但是夜间总是起来抱着喂奶会导致孩子夜里根本不想睡整觉，因为睡觉的间歇吃奶的感觉太好了。这里需要的治疗方法就叫“戒奶”，戒的越早就越容易。开始的时候可以用茴香茶或者母菊茶（配方见本书第47页和49页的内容）取代母乳。孩子当然会抗议，但您一定要坚持。然后某一天，具体时间长短因孩子的脾气和性格而异，孩子夜间就不再要奶吃，睡得也就安稳了。戒奶过程中，不恰当的同情和小心谨慎可不是一回事。

当然，这个过程中您也可以请医生开药辅助一下。

注意力缺失综合征【AD(H)S】

现在医生们越来越多地做出注意力缺失（多动）综合征的诊断。但并不是每一个患这种病的孩子都比较多动，也有一种孩子是比较安静的，他们常常沉浸在自己的幻想世界里。现在我们知道这种病是由各种不同的原因引起的，所以是不能自行用药治疗的，哪怕是用缬草这样的药也不行。只有有经验的医生才能进行诊断和治疗。

幼儿和学龄儿童的神经质

神经质的儿童一般主要表现为过于好动。他们连“3分钟也坐不住”，更不用说静静地倾听了。他们所有能拿到手的东西都会拿来玩，而且可能还会有一些个别表现，比如有时不同部位的肌肉会“抽搐”，特别是面部会比较明显，或者咬指甲，这些都是心理过于敏感的表现。

告诫或者责备只能让他们暂时有所改变，之后则会变得更糟。孩子在玩耍时，或者以后学习时也会出现漫不经心、缺乏毅力和注意力不集中的情况。而根据孩子病情严重情况的不同，周围人尤其是家长承受的压力过大，以至于周围人无法克制自己的反应，就会使整体情况更加恶化。

如果我们想要努力稳定孩子的体质（尽管这多数情况下看起来好像做不到），就应该首先弄清楚孩子是否有困难，为什么有困难。如果的确发现了问题，我们就要进行补救。当然这说起来容易做起来难，但事实证明，通过这样的努力确实可以使孩子多多少少发生改变。

我的“好建议”

正确饮食（见本书第28页起的内容）——减小“分母”，即要有数量，但是不要太油腻的食物，要高质量并且营养价值高的食物。汤、蔬菜，以及面包片上抹的东西里尽量掺入一些含酵母的东西，比如酵母片、维塔姆R酱（Vitam-R）和森诺维斯啤酒酵母酱（Cenovis）。

不要喝对神经有刺激作用的饮料，比如咖啡、红茶或者可乐。

您可以给孩子制作一种味道很好的药草茶作为有镇静作用的日常饮料，可以用滇荆芥叶、金丝桃茎叶、缬草根、锦葵花制作，有时也可以用母菊和茴香单独或者按等比例混合制作（配方见本书第43页起的内容）。可以用蜂蜜给茶增加甜味，也可以用柠檬汁增加酸味。

促进自愈能力

对这种神经质的孩子，最大的帮助来自他们自身：突然发热，常常伴有多梦，大量出汗，有时没有其他明显的症状等。这些都可以改变这种“神经性”体质。我们的身体具有这种能力真是上天的恩赐，如果这种自愈能力因为无知和恐惧被压制下去，后果会很严重（见本书第39页起的内容）。

海尔姆特·蒙森(Helmut Mommsen)教授是一位非常有经验的儿科医生，他推荐使用共生控制疗法（见本书第33页的内容）治疗神经质。但我在这方面没有

小贴士 **其他措施**

请您阅读接下来几页中我对睡眠障碍、上学头痛、注意力障碍和健忘等症状的治疗建议。这可能是体质上的过于敏感引起的，通过顺势疗法治疗和日常生活的调整是可以缓解的。

看到有说服力的成果，不过这也可能是因为患者没有能坚持服药1年，并且没有严格遵守食谱进食。

顺势疗法药物非常适合用来对身体不适施以积极影响，但是有些情况下需要长期坚持。对此您可以咨询有经验的医生。

食欲不振

关于孩子食欲不振的问题，我有如下原因想要点明：饭碗太满——这是富裕生活的必然；父母关于饮食、疾病和体质问题，对孩子说了太多的大道理。

吃得太多、太不健康

这一方面我们很难控制，因为孩子的周围常常有很多负面影响。

◆注意减少糖和口味比较重的饮料的摄入。只能喝不加糖的药草茶（见本书第43页起的内容）或者普通的水来止渴。两餐之间不要吃点心，这一点对于食欲不振的孩子特别重要，胃必须有休息时间。学校课间休息或者下午时，孩子可以吃个苹果或者梨。营养丰富的、简单的天然食品是最好的。

讲了太多关于吃饭的大道理

有些孩子一想到吃饭就会没胃口，因为家长总是抱怨他的饮食习惯不好。家长对他所表达出来的忧虑甚至变成了消除他食欲的魔药。对此只有一个办法。

◆不要再说孩子没胃口的问题。只把很少的食物（2茶匙）放到孩子的盘子里，给孩子食物时不要说话。如果他吃完了，不要问他还要不要添一些。如果孩子自己要求添一些，您就什么都不要说，再给他一点儿。如果他饱了，您也什么都别说。如果孩子碰都不碰食物，您也要装作若无其事。开始的时候，这样的情形可能会出现几次；慢慢的，这种一想到食物（想到食物的味道，或者关于吃饭的种种大道理）就反胃的反应就会逐渐消退。您一定要保持耐心，坚持原则，发挥想象力，吃饭的时候高兴地谈论些美好的事情。如果您坚持做到了这一切，那么您的努力一定不会白费。

重要提示：食欲紊乱的治疗

如果您觉得孩子厌食、食欲过盛或者暴饮暴食，那就一定要严肃对待。这属于很严重的疾病，必须由有经验的医生和心理治疗师才能治愈，所以要到专业的诊所进行治疗。

因为生病或者体质问题缺乏食欲

有些孩子病愈之后可能会无精打采，与生病之前“判若两人”。我们必须记住，一定要给孩子足够的宁静空间，这也是治愈疾病的重要辅助手段。不管孩子得了哪种疾病，只要出现发热症状就必须坚持卧床休息，这一点非常必要。之后，孩子的胃口就会一点点自己恢复，食欲还常常会变大。

下面几种药物都很有效，您可以取其中的一种给孩子服用（见本书后面的顺势疗法便携指南）。

◆龙胆丸（Gentiana Magen Globuli）：

每餐前3～5粒。

超重和暴饮暴食

现在越来越多的孩子饱受超重和超重引起的疾病如Ⅱ型糖尿病、心血管疾病的困扰。超重的原因可能是遗传基因、心理问题、不健康饮食（太多糖、软饮料和精面粉食品），以及缺乏运动。这类孩子吃东西的行为常常带有成瘾性质。食欲紊乱可以请有经验的医生和心理治疗师进行治疗。此外，把饮食调整到全营养饮食也很重要，并且要加强运动。

◆玫瑰铁/石墨(Roseneisen/Graphit）：

每日3次，每次3～5粒。

◆复方莱维科（Levico comp.）：

每日3次，每次3～5粒。

◆有时食欲不振的原因是胃液分泌不良。有一种药草汁混合制剂对促进消化腺分泌很有效，即龙胆D1（Gentiana D1）和青蒿D1（Abrotanum D1）（各20毫升）。

每日3次，每次5～10滴，总是在餐前15分钟服用。

由于体质问题引起的食欲不振常见于身体虚弱、淋巴系统敏感，并且鼻咽部容易生病的儿童。这种情况只能请医生进行药物治疗。

睡眠障碍

入睡障碍或者连续睡眠障碍，尤其是发生在儿童身上的睡眠障碍，往往是其整个身体受到某种干扰的标志。慢性疲劳也是标志之一。睡着和醒来成了人的身心发展的基本节奏。现在我们知道免疫系统的健康发展与稳定的记忆力一样都依赖于睡眠。白天活动的肌肉夜晚会生长，大脑和其他所有器官也是在睡眠中发育完善的。

为什么孩子睡不着

关于婴儿不安和睡眠障碍状况前文已经有所阐述。大一点儿的孩子，经历了不平静的一天之后，夜里睡不宁和从梦中惊醒并不少见。过多的各种视觉和听觉刺激、父母的紧张不安，甚至周围人之间的感情冲动行为都对孩子的睡眠质量有很大影响。太丰盛的饮食对睡眠也没有好处，因为消化器官会因此而负担过重。我们常常可以看到一些肥胖、不爱运动的孩子，容易出汗，不容易入睡。

现在在诊所里还能经常见到一种有睡眠障碍的孩子，他们入睡困难的原因是因为他们的四肢总是不安分。这些孩子就好像童话书《蓬头彼得》里面那个著名好动的菲利普一样。顺便说一下，从心理学角度来看，不推荐给孩子看这类书。

还有一种入睡和连续睡眠障碍需要提一下，这种障碍是由孩子的许多恐惧心理引起的，可能在孩子很小的时候就出现。

小贴士 每天的结束仪式

每天晚上跟孩子进行一次对话，以这个仪式作为这一天的结束。

您和孩子一起回忆一下这一天中重要事件的场景，谈谈好的事情，正确的行为要得到表扬。尽量少批评孩子，永远都要原谅孩子！

一起祈祷或者唱一首歌来结束这个专门为您的孩子举行的、小小的、私密的“庆典”。

如何帮助孩子

可以肯定地说，提出建议、帮助孩子从已经形成的不良循环中重新回归正常的睡眠周期，要比找出孩子睡眠障碍的原因难多了，但是只要尝试总会有一些收获的。

◆您可以尝试减少那些过度的外界刺激，有责任心地养育孩子。

◆晚餐只给孩子少量、易消化的天然食品。但是即使是这样，也不能吃了就马上上床睡觉。

◆这里也适用这一原则：如果孩子能“自然地”经受住一种疾病，就一定会对睡眠有益。

关于那些极易受刺激、比较神经质的孩子，我的经验是，他们的想象力往往特别强，以后会展现出非凡的创造天赋。在我看来，给这些孩子吃安眠药甚至是精神病药物来影响他们的“特别之处”的做法是有问题的，因为除了减少外界刺激，我们有足够的天然药物可以帮助他们。

◆缬草锌D6（Zincum valerianicum D6）——可以很好地控制“好动菲利普”们身体的敏感度。

每日3次，每次5粒或者5滴，餐前服用，坚持3个月。

可以尝试一下冷水擦洗（见本书第63页起的内容）和缬草酊剂（见本书第55页）。

◆另外还有几种很好的混合茶可以饮用（见左侧信息栏）。

晚饭前饮用1杯。

您可以在茶中加一勺蜂蜜（适用于9月龄以上儿童），蜂蜜被吸收以

儿童助眠茶

药茶	药用植物材料（单位：克）
混合茶一（适合过于敏感的儿童）	滇荆芥叶 10，缬草根 10，薰衣草花 10，锦葵花 10，橙花 5
混合茶二（适合肥胖儿童）	滇荆芥叶 10，缬草根 10，薰衣草花 10，茴香茎叶 10，茴香子 5，欧芹子 5
制作方法	将1/2茶匙混合茶用1杯开水冲泡，10分钟后过滤。

后，血糖水平会立刻升高，能促进睡眠。但是如果孩子的情况是很快入睡，但2小时后又醒了，那就不要再加蜂蜜了。

其他辅助手段

必须由有经验的医生根据孩子的具体症状选择正确的顺势疗法药物：比如半夜醒来后害怕、睡第一觉时出汗、醒了就想立刻玩耍、醒来大喊大叫或者依赖过度等。

如果孩子白天清醒的时候比较少，或者清醒过程比较慢，又或者多多少少有点儿神情恍惚（多数时候即使他们睡着，也睡不安稳）都应该请医生仔细检查，因为造成这种现象可能有多种原因。另外，有一些孩子可能把他们的床在房间里的位置换一下，就可以睡得更好了。

上学头痛

上课时出现头痛的现象常见于那些神经质，但思维特别活跃的孩子，他们的注意力很容易分散。这也可能是孩子有某些隐藏的苦恼的表现。

◆磷酸D12（Acidum phosphoricum D12）是一种对此非常有效的顺势疗法药物。

每日1次，每次5粒。

注意力障碍

家长们经常抱怨他们的孩子不能很好地保持专注，

尤其不能长时间专注于一件事。当然产生这种障碍的原因有很多，而这些原因恰恰在孩子刚入学的几年集中出现，但它们在孩子身体快速发育的阶段非常重要。首先您必须回答一个问题：孩子的注意力被从重要的事情转移到那些不重要的和有害的东西上的情况到底有多严重？孩子身边有没有不间断的音乐和电视刺激？是不是家长总是提出一些虚荣的成绩要求？有时，只需要跟医生或者儿童心理学家谈一谈这些障碍问题，您就能弄清楚一些东西。

尽量减少刺激物质

通过全营养饮食和限制咖啡、红茶和可乐等刺激物质的摄入就可以帮助孩子消除注意力障碍。另外，食用色素也被怀疑有损注意力，比如小熊橡皮糖里就有食用色素。

可以用药草茶作为孩子的日常饮品，比如木槿、金丝桃或者滇荆芥，也可以与野蔷薇果实或者橙花混合（配方见本书第46页的内容）。

可以使用的药物有：

◆复方铁剂（Ferrum praeparatum comp.）——适用于所有成绩不好、易疲劳、易头痛的孩子。

每日上午和下午各服用15滴，长期服用，至少坚持半年时间。

◆神经都隆（Neurodoron）——适用于容易疲惫，上学头痛和注意力低下的孩子。

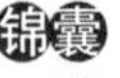

艺术治疗

您要支持孩子进行创造性的自我表达。水彩画、素描、演奏音乐和跳舞等艺术形式对好动的孩子有一种很特别的平衡作用。比较严重的病例可以用艺术、音乐或者舞蹈疗法进行治疗。

每日3次，每次1片。

◆磷酸钾D12（Kalium phosphoricum D12）——适用于早上起床后感觉无力的孩子。

每天早上服用10粒，连服6周。

◆羊角拗D6（Strophantus D6）——适用于有考试、课堂作业或者面试的日子，可以使头脑更清醒。

每小时5粒。

一个很有效的练习

我还想向您介绍一个很简单的训练注意力的练习。

◆晚上在天花板上画一个直径为1厘米的圆点，躺在床上注视这个点1分钟，同时逐渐学习赶走所有干扰自己注视这个点的杂念。

开始的时候，这对于注意力有障碍的孩子来说是一项非常艰难的任务，但是只要您对他保持慈爱和耐心，就可以帮助他完成。开始的几次，您可以坐在床边，握着孩子的手，同时您也要试着平静下来。一段时间以后，孩子积累了经验就会知道这个练习是多么有效，也就不再需要您的帮助。该练习使很多孩子的注意力得到了非常大的改善，所以一定也会对您的孩子有帮助。

记忆力差

有些孩子因为父母的虚荣心而备受煎熬，因为他们没法达成父母的期望，或者根本取得不了父母想要

心理挣扎

儿童心理学家恩斯特·米勒·埃克哈特（Ernst Müller-Eckhardt）在他的《未被理解的孩子》一书中指出，“良好的记忆力与内心矛盾的完全消化是紧密相连的”。他还提到：“如果心理矛盾没有被解开，它们就会越积越多，越来越深。如果这些矛盾被抑制下去，那么就可能使一直非常棒的记忆力立刻失灵。”

的成绩而产生恐惧，内心充满了矛盾和痛苦，所以家长们也要接受治疗。多数情况下，家长只需要咨询一下儿童心理学家或者心理治疗师就会很有帮助。把教育方式从追求成绩转向重视素质创造性（主要在艺术方面），一定可以使情况有很大改观，可惜我们的学校里几乎只推行重视成绩的教育方式。

什么能促进精神和记忆力呢？一种有据可查的方式是积极地演奏音乐，独奏和在团队中演奏都可以。学习之后，重要的是要休息，进行体育活动，不要看任何媒体。否则刚刚学到的东西就会被“删除”。另外，要在阳光下运动！现在许多青少年都缺乏维生素D，因为他们接受的光照太少了，这常常会导致生病，使其在学校缺勤，从而影响内在的积极性。

下面这些药物可以增强记忆力。

◆铅制剂D20（Plumbum metallicum praeparatum D20，粉状）：

每日1次，每次少许，晚上服用，坚持4～6周。

◆黑嚏根草D12（Helleborus niger D12）：

每天早上5粒。

恐惧

恐惧是一种心理状态，它与自信心的成长息息相关，必须一直予以重视。对待恐惧永远都不要说一句“没什么可怕的”就算了。孩子出现恐惧，家长就必须倾听孩子的心声，通过与孩子深入交谈来寻找原因、审视原因。

婴幼儿的恐惧往往是受父母的胆小和不自信的感染。孩子大一点儿之后，可能是父母之间发生矛盾的情况或者对监护权的争夺使孩子感到不安，下意识里产生恐惧。青少年多是因为过量的媒体消费：看电视或者上网比较多的孩子可能知道的事情也多，但却没有获得任何能力，这样就很容易产生生存恐惧。这种情况下，很有必要找医生咨询一下，有时做一下体检也会很有帮助。有些孩子害怕考试、怕黑、害怕孤独或者太依恋母亲，这样的情况也可以找医生治疗。

下列药物可以治疗由于受到打击而引起的恐惧和不自信。

◆乌头C30（Aconitume C30）——适用于害怕和不安同时出现的情况。

每天晚上服用3～5粒，连续服用3天。个别情况可以再久一些。

◆鸦片C30（Opium C30）——适用于夜间不醒却大声惊叫的情况。

服药剂量同上一种药。

◆砷酸C30（Arsenicum album C30）——适用于孩子后半夜醒来，害怕地大叫，要求到父母的床上睡的情况。

服药剂量同上一种药。

小贴士：危险的自负

还有一种与恐惧正好相反的疾病：不恐惧，什么都不害怕。这种情况一般会使家长们非常担心。对此可以尝试长期服用下面的药物进行治疗。

硫（Sulfur）,从6LM（注：LM表示冲淡程度）开始，服用完一瓶之后，换成12LM，之后换成18LM。早上服用，每次5滴。另外按同样的形式服用氟化钙（Calcium fluoratum），晚上服用，每次5滴。

附录：儿童家用药箱

如果您给家用药箱配备下列药品和工具，那么您就可以从容应对孩子的常见病了。

关于哪些药品比较合适，该如何使用，请您查阅对应疾病的相关内容。

植物药

> 山金车精油

Arnika-Essenz

> 缬草酊剂

Baldrian-Tinktur

> 烧烫伤精油或考姆布都隆水

Brandessenz或Combudoron-Flüssigkeit

> 金盏花精油

Calendula-Essenz

> 金盏花油

Calendula-Öl

> 金盏花软膏

Calendula-Salbe

> 茴香子

Fenchelsamen

> 欧洲越橘干

Heidelbeeren, getrocknet

> 金丝桃精油（红油）

Johanniskraut-Ölauszug(Rotöl)

> 咖啡碳

Kaffeekohle

> 母菊花

Kamillenblüten

> 椴花

Lindenblüten

> 薄荷

Pfefferminze

> 鼠尾草酊剂（欧鼠尾草10%）

Salbei-Tinktur（Salvia officinalis 10%）

> 烧烫伤软膏或考姆布都隆软膏

Wund- und Brandgel

Combudoron-Gel

顺势疗法药物

> 乌头D6

Aconitume D6

> 蜂C200

Apis C200

> 蜂/欧当归Ⅱ

Apis/Levisticum Ⅱ

> 山金车D6

Arnica D6

> 颠茄D6

Belladonna D6

> 复方高岭土

Bolus alba comp.

> 贯叶泽兰D6

Eupatorium perfoliatum D6

> 复方磷酸铁

Ferrum phosphoricum comp.

> 磷酸铁D6

Ferrum phosphoricum D6

> 钩吻 D6

Gelsemium D6

> 复方硅剂

Silicea comp.

> 海绵D6

Spongia D6

> 复方朱砂

Zinnober comp.

小工具

> 眼罩

> 体温计

> 橡胶灌肠器

> 医用胶布

> 皮指套

> 医用纱布带

> 剪刀

> 小镊子

> 纱布包

> 创可贴

> 除虱镊子

图书在版编目(CIP)数据

婴幼儿疾病自然疗法 / (德) 斯特尔曼，(德) 索尔德纳著 ；申洁译. — 北京 ：中国妇女出版社，2014.3

ISBN 978-7-5127-0816-7

Ⅰ.①婴… Ⅱ.①斯… ②索… ③申… Ⅲ.①小儿疾病—气候疗法 Ⅳ.①R720.5

中国版本图书馆CIP数据核字(2013)第298572号

Kinderkrankheiten natürlich behandeln by H.Michael Stellmann & Georg Soldner, ISBN 978-3-8338-1729-8

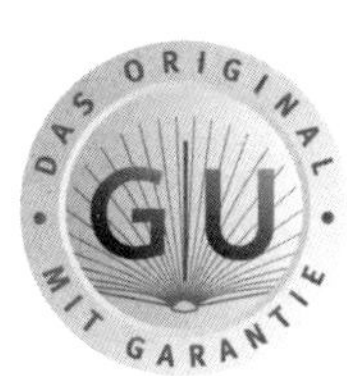

婴幼儿疾病自然疗法

著　　者：〔德〕H.米歇尔·斯特尔曼　〔德〕格尔奥格·索尔德纳
译　　者：申　洁
责任编辑：王　琳
封面设计：樊　帆
责任印刷：王卫东
出版发行：中国妇女出版社
地　　址：北京东城区史家胡同甲24号　邮政编码：100010
电　　话：(010) 65133160（发行部）　65133161（邮购）
网　　址：www.womenbooks.com.cn
经　　销：各地新华书店
印　　刷：北京中科印刷有限公司
开　　本：170×240　1/16
印　　张：10.25
字　　数：120千字
版　　次：2014年3月第1版
印　　次：2014年3月第1次印刷
书　　号：ISBN 978-7-5127-0816-7
定　　价：32.00元